Nahrungsmittelallergie

Karin Buchart unter Mitarbeit von Christiane Binder,
Ute Körner, Imke Reese und Claudia Thienel

Nahrungsmittelallergie

Ein Leitfaden für Betroffene

StudienVerlag
Innsbruck
Wien
München
Bozen

Korrespondenzadresse der Autorin:
Mag. Karin Buchart
Ernährungswissenschafterin
A-5091 Unken 241
www.essimpuls.at
karin@buchart.at

Hinweis: Dieses Buch entspricht den ernährungswissenschaftlichen und allergologischen Erkenntnissen bei Fertigstellung des Werkes. Wissenschaft ist jedoch immer im Fluss!

2., überarbeitete Auflage 2005
e-mail: order@studienverlag.at
Internet: www.studienverlag.at

Buchgestaltung nach Entwürfen von Kurt Höretzeder
Satz: Karin Berner/Studienverlag
Umschlag: Kurt Höretzeder

Gedruckt auf umweltfreundlichem, chlor- und säurefrei gebleichtem Papier.

Bibliografische Information Der Deutschen Bibliothek
Die Deutsche Bibliothek verzeichnet diese Publikation in der Deutschen Nationalbibliografie; detaillierte bibliografische Daten sind im Internet über <http://dnb.ddb.de> abrufbar.

ISBN 3-7065-1905-4

Vorwort

Nahrungsmittelallergien spielen in der öffentlichen Diskussion und in den Medien eine große Rolle. Auch wenn nur 1-2 % der Bevölkerung an einer Nahrungsmittelallergie leiden, so liegt dieser Prozentsatz bei Kindern doch deutlich höher, insbesondere wenn eine bestimmte genetische Prägung (sog. atopische Konstitution) vorliegt. Neben den echten Nahrungsmittelallergien zeigen Nahrungsmittelintoleranzen ganz ähnliche Beschwerden, obgleich kein allergischer Mechanismus nachgewiesen werden kann. In beiden Fällen erfordert die Diagnostik ein großes allergologisches Spezialwissen, ausreichend Zeit für die Erhebung der Krankengeschichte und alle Möglichkeiten der allergologischen Testung einschließlich der kontrollierten Provokationstestungen am Magen-Darm-Trakt. Nicht selten wird eine Nahrungsmittelallergie allein aufgrund eines Hauttests festgestellt und diese Diagnose erweist sich im Nachhinein, nach Durchführung entsprechender oraler Provokationstestungen, als ungenau. Aufgrund dieser Diagnosen werden dann nicht notwendige Diätempfehlungen ausgesprochen, die den Betroffenen bestenfalls nur einschränken, gelegentlich auch zu Mangelerscheinungen führen können. Auf der anderen Seite haben Betroffene mit echter Nahrungsmittelallergie oder Nahrungsmittelintoleranz im Alltag häufig Schwierigkeiten, sich auf der einen Seite schmackhaft und ausgewogen zu ernähren, auf der anderen Seite aber die als unverträglich erkannten Nahrungsmittel zu meiden.

In diese Lücke hinein will das vorliegende Buch eine Hilfestellung leisten. Es beruht auf der langjährigen Erfahrung verschiedener Allergologen und Ernährungswissenschafter aus Klinik und Praxis im Umgang mit Nahrungsmittelallergien aller Schweregrade. Das Buch wendet sich in erster Linie an den interessierten betroffenen Laien, ist aber auch für Allergologen und Ernährungsfachkräfte wegen des praxisorientierten umfassenden Ansatzes, der auch Spezialitäten der Nahrungsmittelallergien und -intoleranz berücksichtigt, sicher ein Gewinn.

Für jedes einzelne Nahrungsmittelallergen wird allergenarmes Kochen besprochen. Hierbei sind Kenntnisse bei der Verarbeitung von allergenhaltigen Nahrungsmitteln von besonderer Bedeutung. Das Buch enthält zudem ausführliche Hinweise, wo man sich weiter informieren kann (auch unter Zuhilfenahme des Internets). Genannt werden ferner Bezugsadressen für den Einkauf allergenfreier Nahrungsmittel. Die übersichtliche Zusammenfassung von Daten in Tabellen und erläuternden Abbildungen bringen dem Leser das nicht immer einfache Wissen um Nahrungsmittelallergien näher und erleichtern so ihre Vermeidung im Alltag. Schon jetzt freuen wir uns auf einen regen Austausch mit unseren Lesern. Kritische Anmerkungen sind ausdrücklich erwünscht und werden in einer späteren Auflage berücksichtigt.

Priv. Doz. Dr. med. habil. Michael Buslau
Dermatologe und Allergologe
Leitender Arzt der SANITAS Alpenklinik Inzell
Fachklinik für Allergieerkrankungen

Inzell, im Juni 2003

Herzlichen Dank auch an Allergie Alpin für die Unterstützung und an Univ.-Doz. Dr. Reinhart Jarisch für die professionelle Hilfe beim Schreiben des Kapitels Histaminintoleranz.

Inhalt

Die Verwendung dieses Buches

Dieses Buch soll eine Anleitung für Betroffene sein, die ihre Nahrungsmittelallergie oder -intoleranz *allergologisch abgeklärt* haben. Das heißt, wenn Sie bereits wissen, welche Nahrungsmittel Sie meiden müssen, wird Ihnen dieses Buch bei der Umsetzung in die Praxis helfen. Es soll nicht zur „Selbstdiagnose" anregen. Zu Beginn jeder Therapie von Nahrungsmittelallergien muss der erfahrene Allergologe stehen. Nur so kann gewährleistet sein, dass Sie keine unnötig strenge Diät einhalten und dadurch in eine Nährstoffmangelversorgung rutschen.

Der Einsatz der Rezepte ist jedoch nicht auf Nahrungsmittelallergiker beschränkt. Die meisten Rezepte verwenden als Basis gebräuchliche und überall im Handel erhältliche Zutaten und die Abwandlung in eine allergenärmere Variante ist zusätzlich beschrieben.

Wie häufig begegnen wir Nahrungsmittelallergikern?

Die Daten des Bundes-Gesundheitssurveys 1998 (Hermann-Kunz, 1999) zeigen, dass bei fast 6 % der deutschen Erwachsenen schon einmal die Diagnose Nahrungsmittelallergie bzw. -unverträglichkeit gestellt wurde. Dabei dürften Nahrungsmittelintoleranzen überwiegen. Auffällig ist ein Zusammenhang mit der sozialen Schicht: je höher der soziale Status, desto häufiger wird die Diagnose Nahrungsmittelunverträglichkeit gestellt.

Symptome der Nahrungsmittelallergien und -intoleranzen

Symptome der Nahrungsmittelallergien können durch kleinste Mengen an Lebensmitteln ausgelöst werden (Tab. 1). Dabei liegt der individuelle Schwellenwert bei den Betroffenen unterschiedlich hoch und wird zudem durch verschiedene Einflüsse verändert (gleichzeitig verzehrte Lebensmittel, Trigger).

Tabelle 1: Allergieauslösende Mengen an Lebensmitteln (Lorenz, 2001; Hourihane, 1997)

Menge, die eine allergische Reaktion auslösen kann	Lebensmittel
23 – 37 µl	Milch (bei Kleinkindern)
5 g	Milch* (bei Erwachsenen)
10 – 50 mg	Casein
100 µg	Erdnuss*
1 g	Sojabohne in der Trockenmasse*
1,4 g	Haselnuss*
4 g	Garnelen*
0,7 g	Sellerie

* im doppelt blinden plazebokontrollierten oralen Provokationstest

Einen kurzen Überblick über Organmanifestation und Symptome der Nahrungsmittelallergien und -intoleranzen zeigen Tabelle 2 und 3.

Tabelle 2: Häufigkeit der Symptome von Nahrungsmittelallergien und Nahrungsmittelintoleranzen nach Organmanifestation (Wüthrich, 1998)

Organ	Symptome in Kombination mit anderen Organen	Symptome nur an einem Organ
Haut	44,7 %	22 %
Atemwege	23,7 %	8 %
Magen-Darm-Trakt	21,7%	6 %
Herz-Kreislauf	9,9 %	0 %

Tabelle 3: Symptome von Nahrungsmittelallergien und -intoleranzen

Organ	**Symptome**
Haut	Juckreiz und Hautrötungen, Nesselsucht (Urticaria), Gesichtsschwellung (Quincke-Ödem), Neurodermitis-Schub, endogen ausgelöstes Ekzem, Hauteinblutungen (anaphylaktoide Purpura, Pigmentpurpura)
Mundschleimhaut	Juckreiz und Brennen, „pelziges" Gefühl, Lippenschwellung, Zungenschwellung, Schleimhautgeschwüre (Aphthen)
Atemwege/Augen	Rhinitis, Asthma, Konjunktivitis
Magen-Darm-Trakt	Übelkeit, Erbrechen, Blähungen, Durchfall, Koliken, Gastritis, krampfartige Enge der Speiseröhre (Ösophagusspasmus)
Herz-Kreislauf	Schock

Diagnostisches Vorgehen bei Verdacht auf Nahrungsmittelallergie und Nahrungsmittelintoleranz

Die Nahrungsmitteldiagnostik ist in der Regel durch den kombinierten Einsatz verschiedener Diagnoseverfahren möglich. Zumeist gelingt erst in der Zusammenschau der verschiedene Daten und Befunde eine treffsichere Bewertung. Die Klärung der Frage, ob eine Nahrungsmittelallergie bzw. Nahrungsmittelunverträglichkeit vorliegt, ist oft sehr zeitaufwändig und verlangt nicht selten eine stationäre Untersuchung in einer Allergiefachklinik oder Allergiefachabteilung.

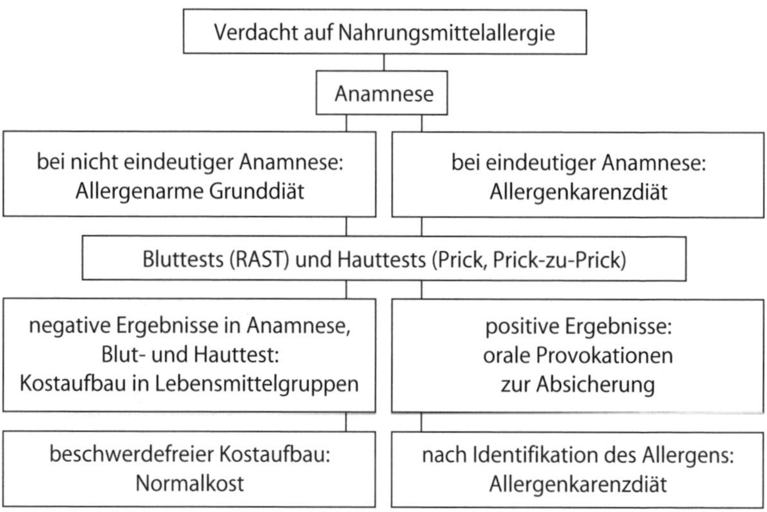

Abb. 1: Diagnostisches Vorgehen bei Verdacht auf Nahrungsmittelallergie

Anamnese

Der erste und vielleicht wichtigste Schritt bei der Aufnahme eines Patienten mit Verdacht auf Nahrungsmittelunverträglichkeit ist die Anamnese. Dabei ist viel Erfahrung nötig, um die richtigen Fragen zu den richtigen Lebensmitteln zu stellen (Tab. 5). Eine wichtige Unterstützung kann hierbei ein Symptom-Nahrungsmittel-Tagebuch (Tab. 4) sein, das Hinweise auf Auslöser liefert. Aufbauend auf die Anamnese werden In-vitro- und In-vivo-Untersuchungen gezielt angesetzt.

Das Patiententagebuch ist eine exakte Buchführung über alle verzehrten Speisen und Getränke (inklusive Kaugummis, Medikamente usw.) über mindestens 7 Tage bzw. bis zum Auftreten von Beschwerden.

Tabelle 4: Patiententagebuch

	Frühstück	ZM	Mittag	ZM	Abendessen	Symptome
15.07.04	Brötchen Butter Honig Quark Orangensaft Grüner Tee	Äpfel	Broccoli-suppe Putenragout Reis Blattsalate Mineral-wasser	Kaffee mit Milch Butter-keks	Graubrot Butter Edamer Gorgonzola 2 Tomaten Apfelschorle	Kopf-schmerzen Juckreiz

Tabelle 5: Anamnese bei Verdacht auf Nahrungsmittelallergie oder -unverträglichkeit: Fragen nach verschiedenen Lebensmitteln

Verträgliche Lebensmittel	**Unverträgliche Lebensmittel**	**Verdacht auf**
Hartkäse, Schafskäse, Ziegenkäse, H-Milch	pasteurisierte Milch, Rohmilch	β-Lactoglobulin
Butter und Sahne (Obers)	alle anderen Milchprodukte	Casein
Trinkmilch, Joghurt, Quark (Topfen), Frischkäse, Buttermilch, junger Käse, Sauermilch	Rotwein, Bergkäse, Emmentaler, Sauerkraut	Histaminintoleranz
Käse, kleine Mengen Joghurt und Quark	Milch, Sahne, Milcheis	Lactoseintoleranz
fettarme Milch, Buttermilch	Butter, Sahne, fettreicher Käse	Cholelithiasis
mildes Joghurt	Trinkmilch	Ösophagusreflux, Gastritis

Banane, Melone, Apfelkompott	Apfel, Pfirsich, Haselnuss	Birkenpollen-Kreuzallergie
Knollensellerie erhitzt, Karotten erhitzt	Karotte roh, Petersilie, Kamille	Beifußpollen-Kreuzallergie
Ananaskompott	Banane, Melone, Ananas roh	Latexallergie
Ei im Kuchen	Rührei	Eiereiweiß
Gemüse, Weißmehlprodukte	Obst, Vollkornprodukte, Zucker	Fructoseintoleranz

Blutuntersuchung: In-vitro-Diagnostik

Im Blut wird das Gesamt-IgE bestimmt, das bei Erhöhung die ersten Hinweise auf eine atopische Disposition geben kann. In einigen seltenen Fällen kann eine Erhöhung des Gesamt-IgE auf Parasiten zurückzuführen sein.

Anschließend soll das spezifische IgE Hinweise auf Allergene geben, bei denen mit besonders hoher Sensibilisierung gerechnet werden muss. Etablierte Tests sind beispielsweise der RAST (Radio-Allergo-Sorbent-Test) oder ImmunoCAP (fluorometrisches Enzym-Immuno-Assay). Die Bedeutung des spezifischen IgE liegt in der Ergänzung des Hauttestes. Die alleinige Aussagekraft von Bluttests und Hauttests ist nur begrenzt. Bei niedrigen RAST-Klassen im Bluttest kann der Patient das Lebensmittel meist beschwerdefrei essen. Ein positiver Hauttest alleine zeigt eine Sensibilisierung des Patienten, beweist aber noch keine Nahrungsmittelallergie. Auf der anderen Seite schließt eine RAST Klasse 0 eine Nahrungsmittelallergie nicht zu 100% aus. Man nimmt an, dass beispielsweise etwa 10 von 100 Milcheiweißallergikern im Bluttest negativ sind, was auf eine Veränderung des β-Lactoglobulins im Darm zurückzuführen sein soll (Kreft, 1995). Bei der Differenzierung von verschiedenen Eiweißfraktionen innerhalb eines Lebensmittels (z.B. Casein, β-Lactoglobulin) kann die In-vitro-Diagnostik wichtige Hinweise liefern:

Allergen	RAST Klasse
β-Lactoglobulin, kuhmilchspezifisch	2
α-Lactalbumin, kuhmilchspezifisch	2
Casein, hitzestabil	4

Hauttest: Prick Test und Prick-zu-Prick Test

Der Prick-Test, der mit handelsüblichen Allergenextrakten durchgeführt wird, gibt einen Überblick, in welchen Lebensmittelgruppen Sensibilisierungen zu erwarten sind. Es wird jeweils eine Negativ-Kontrolle mit Kochsalz und eine Positiv-Kontrolle mit Histamin geprickt. Nach den Ergebnissen der Anamnese, Bluttest und Prick-Test werden einzelne Lebensmittel in nativer Form als sogenannter Prick-zu-Prick-Test in die Haut geprickt. Diese Form des Testes scheint sich mehr und mehr durchzusetzen, da hierbei wirklich alle Allergene (Major- und Minorallergene) des jeweiligen Lebensmittels erfasst werden.

Bei Neurodermitikern, bei denen Spätreaktionen auf der Haut zu erwarten sind, bietet sich der Atopie-Patch-Test an: die nativen Lebensmittel werden auf kleine Tupfer geträufelt und auf den Rücken geklebt. Dort verbleiben sie für 48 Stunden.

Allergieprävention

Christiane Binder

Allergierisiko

In den letzten Jahrzehnten haben allergische Erkrankungen sehr stark zugenommen.

Die Ursache für eine Manifestation einer atopischen Erkrankung ist das Resultat eines komplexen multifaktoriellen Wechselspiels aus genetischen Faktoren und Umweltfaktoren.

An der allergischen Disposition sind offenbar eine Vielzahl von Genen beteiligt, die in den verschiedenen ethnischen Gruppen auch unterschiedlich sein können. Im Zusammenspiel mit Umweltfaktoren wie z.B. Abnahme der Zahl frühkindlicher Infektionen sowie Ernährungsfaktoren tragen diese genetischen Varianten zur Entstehung allergischer Symptome bei.

Allergieprävention in der Schwangerschaft

Diätetische Maßnahmen in der Schwangerschaft haben keinen Einfluss auf die Manifestation atopischer Erkrankungen bei Säuglingen bzw. Kleinkindern.

Allergieprävention in der Stillzeit

Präventive Diätempfehlungen werden nur bei Säuglingen mit einem erhöhten Allergierisiko, bei denen bereits bei einem Elternteil oder einem Geschwisterkind eine Allergie besteht, angewendet.

Tabelle 6

Ernährungsempfehlungen für allergiegefährdete Säuglinge
1. ausschließliches Stillen für 4 bis 6 Monate 2. Verabreichung von extensiv hydrolysierter Säuglings-Formula, event. HA-Nahrung 3. späte und einzelne Einführung von Beikost ab dem 7. Monat 4. Vermeidung von Hühnerei, Fisch, Nüssen und Erdnüssen im 1. Lebensjahr

Inwieweit die stillende Mutter auf hochpotente Allergene verzichten sollte, ist umstritten. Auf Grund eines ohnehin gesteigerten Nährstoffbedarfs der Mutter während der Stillzeit sollte eine entsprechende Empfehlung nur bei einem schwerwiegenden, für das Kind belastenden Ekzem erwogen werden. Häufig auslösende Allergene sind in Hühnerei, Kuhmilch, Weizen, Sojabohne, Erdnuss, Fisch und Haselnuss enthalten.

Während Hühnerei und Nüsse noch vergleichsweise einfach zu vermeiden sind und für eine bedarfsdeckende Ernährung der Stillenden nicht unbedingt erforderlich sind, spielen Weizen und Milch(-produkte) in der täglichen Ernährung der Stillenden eine wichtige Rolle und sollten deshalb nicht gemieden werden. Auch die Empfehlung Fisch zu vermeiden ist vor dem Hintergrund der Hochwertigkeit von Fischeiweiß und Fischfett sorgfältig abzuwägen.

Das Grundnahrungsmittel Milch liefert in Schwangerschaft und Stillzeit wertvolle Nährstoffe und Mineralstoffe wie z.B. Kalzium	**Wichtig!**

Falls nicht oder nicht ausreichend gestillt werden kann, sollten Säuglinge mit einem Allergierisiko mit extensiv hydrolysierter Säuglings-Formula (eHF) oder HA Nahrung ernährt werden.

Therapieempfehlung in der Stillzeit und bei Erkrankung des Kindes

Wenn das Kind bereits in der Stillphase an einer atopischen Dermatitis erkrankt ist, sollte die Diät bei guter diätetischer Beratung und Führung durch eine erfahrene Ernährungsfachkraft nur für die Dauer von 7-10 Tagen durchgeführt werden um die Auswirkungen auf die kindliche Hauterkrankung zu prüfen.

Sollte sich durch die mütterliche Diät der Hautzustand des Kindes nachhaltig bessern, so kann sie, wenn sie langfristig für die Mutter durchhaltbar ist, eingesetzt werden.

Wenn aber die Diät auf Dauer nicht praktikabel und vollwertig ist oder keine Wirkung auf das kindliche Ekzem eintritt, kann die Verabreichung einer extensiv hydrolysierten Säuglingsformula (eHF) oder einer Elementardiät (Aminosäuremischung) für die Dauer von einer Woche ausprobiert werden. In dieser Zeit sollte die Mutter die Muttermilch abpumpen.

Verbessert sich der Hautzustand des Kindes deutlich, dann kann im Einzelfall das Abstillen empfohlen werden.

Hypoallergene Formulas

Es gibt heute eine Fülle von verschiedenen hypoallergenen Formulas auf dem Markt, deren Antigengehalt durch Bearbeitung der Nahrungsproteine durch enzymatische Spaltung, Ultrahocherhitzung und Ultrafiltration in unterschiedlichem Ausmaß reduziert wurden. Auf Grund des höheren atopiepräventiven Effektes der starken Hydrolysate gegenüber den schwächer hydrolysierten Produkten in den bisher publizierten Studien, zeichnet sich ein Trend zur Bevorzugung der starken Hydrolysate, auch zur Allergieprävention, ab.

Eine vorläufige Bewertung der unterschiedlichen Hydrolysatnahrungen bezüglich der Allergieprävention zeigt uns die laufende GINI-Studie (German Infant Nutritional Intervention Program).

Die Ergebnisse bestätigen den Einsatz von stark hydrolysierten Produkten bei Säuglingen mit familiärer Belastung mit atopischer Dermatitis. Bei familiärer Atopiebelastung wie Heuschnupfen oder Asthma bronchiale können auch teilhydrolysierte Produkte (HA-Nahrungen) eingesetzt werden.

Hydrolysatnahrungen

Tabelle 7: Hydrolysate und Elementardiäten

Eiweiß	stark hydrolysiert (eHF)	mäßig hydrolisiert	schwach hydrolisiert (pHF)
Casein	Nutramigen (Mead Johnson) Pregestimil (Mead Johnson)		
Molke	Alfaré (Nestlé)	Hipp H.A. (Hipp)	Aletemil H.A. (Nestlé) Humana H.A. (Humana) Beba H.A. 1 + 2 (Nestlé) Aponti H.A. (Aponti) Milasan H.A. (Milchwerke Mittelelbe)

Casein und Molke		Aptamil H.A. 1 + 2 (Milupa) Milumil H.A. 1 + 2 (Milupa)	
Soja und Schweine-kollagen	Pregomin (Milupa)		
freie Amino-säuren	Neocate (SHS) Pregomin AS (Milupa)		

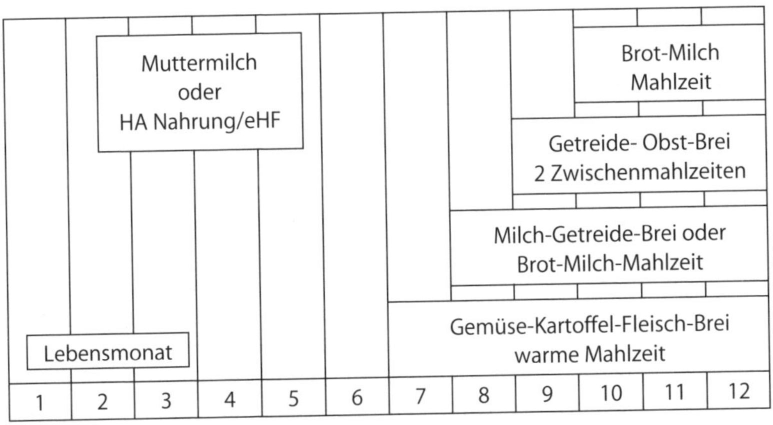

Abb. 2: Ernährungsempfehlungen für Säuglinge mit erhöhtem Allergierisiko (Forschungsinstitut für Kinderernährung, Dortmund)

Zusammenfassung der Ernährungsempfehlungen im 1. Lebensjahr:

- 1. bis 6. Monat: Muttermilch bzw. Extensiv hydrolysierte Formula/Elementardiät oder H.A. Nahrung
- 7. Monat: Einführung des Gemüse-Kartoffel-Fleisch-Breis
- 8. Monat: Einführung des Vollmilch-Getreide-Breis
- 9. Monat: Einführung des Getreide-Obst-Breis
- ab dem 10. Monat: langsamer Übergang zur Familienkost

Herstellung von Säuglingsnahrung

Grundsätzlich kann abgekochtes Trinkwasser zur Herstellung von Säuglingsnahrung verwendet werden. Bei eigenem Brunnen sollte die Trinkwasserqualität hinsichtlich Nitrat (aus dem Boden) geprüft werden. Auch der Blei- und Kupfergehalt z.B. aus alten Wasserleitungen kann beim örtlichen Gesundheitsamt nachgefragt werden.

Supplemente

Die zusätzliche Gabe von Vitamin D zur Vorbeugung von Rachitis wird für das gesamte erste Lebensjahr auch bei allergiegefährdeten Säuglingen empfohlen.

Einige Vitamin D-Präparate auf dem Markt enthalten Erdnussöl!	**Vorsicht!**

Beikosteinführung nach dem 6. Lebensmonat

Die Einführung von Beikost beginnt bei allergiegefährdeten Säuglingen oder Hochrisikokindern möglichst erst ab dem 7. Lebensmonat und sollte schrittweise erfolgen, wie in der Grafik dargestellt.

Die ersten Nahrungsmittel des Gemüse-Kartoffel-Fleisch-Breis sollten zunächst im Abstand von einer Woche, später in 3-4-Tagesschritten eingeführt werden und auf ihre Verträglichkeit hin geprüft werden. Die Breie werden innerhalb eines Monats langsam aufgebaut und gegen Ende des Monats vollständig gefüttert. Die Reihenfolge der Breieinführung richtet sich nach den Empfehlungen des Forschungsinstituts für Kinderernährung in Dortmund.

Hochpotente Allergene wie Hühnerei, Fisch, Nüsse und Erdnüsse sollen in den ersten 1 bis 2 Lebensjahren gemieden werden!	**Vorsicht!**

Eine präventive Meidung von Kuhmilch im 2. Lebenshalbjahr kann auf Grund der entscheidenden Rolle, die Milch für eine ausreichende Calciumversorgung spielt, nicht empfohlen werden. Auch die Meidung von Weizen ist nicht notwendig. Bei allergiegefährdeten Säuglingen, bei denen in den ersten 6 Lebensmonaten keine Symptome einer Allergie aufgetreten sind, kann die Kuhmilch im Verlauf des 2. Lebenshalbjahres durch einen

Milch-Getreide-Brei eingeführt werden. Eventuell könnte auch der Getreide-Obst-Brei vorgezogen werden.

Sind bei einem Säugling im 1. Lebenshalbjahr bereits Symptome einer Allergie aufgetreten, so sollte unbedingt eine Diagnostik mittels Bluttest, Hauttest und ggf. eine Nahrungsmittelprovokation durchgeführt werden. Sollte sich dabei eine Kuhmilchallergie herausstellen ist der Einsatz von extensiv hydrolysierter Formulanahrung oder eine Elementardiät zur Therapie angezeigt.

Herstellung der Breikost

Die Verfügbarkeit von Eisen aus pflanzlichen Lebensmitteln wird durch Vitamin C-reichen Saft (mindestens 40 mg Vit. C/100 ml) erhöht.	**Tipp**

Tabelle 8: Zubereitung der Breikost

Gemüse-Kartoffel-Brei		
7.-9. Monat	10.-12. Monat	
100 g	100 g	Karotten oder Kohlrabi, Fenchel, Blumenkohl, Broccoli, Kürbis
30 ml	45 ml	Wasser oder Vitamin C-reicher Saft
50 g	60 g	Kartoffeln
30 g	35 g	Fleisch: z.B. Pute, Huhn, Lamm, Kalb, Rind
10 g	10 g	Öl: Rapsöl, Sonnenblumenöl, Maiskeimöl

Milch-Getreide-Brei	
8.-12. Monat	
200 ml	Muttermilch, Vollmilch, extensiv hydrolisierte Formula oder HA Nahrung
20 g	Vollkorngetreideflocken oder -grieß: Reis, Hirse, Hafer, Mais, Dinkel, Weizen
20 ml	Vitamin C-reicher Obstsaft

Getreide-Obst-Brei	
8.-12. Monat	
20 g	Vollkorngetreideflocken
90 ml	Wasser
100 g	Obst: Banane, Apfel, Birne, Aprikose, Nektarine, Heidelbeere
5 g	Öl: Rapsöl, Sonnenblumenöl, Maiskeimöl oder Butter (außer bei Milchallergie)

Fertiggerichte und Beikost aus dem Glas

Die Auswahl an Monogläschen ist im Handel nicht sehr groß, daher muss häufig extra gekocht werden. Wenn industrielle Fertigkost verwendet wird sollte darauf geachtet werden, das nicht zu viele Zutaten im Glas enthalten sind. Diese sollten vorher einzeln ausgetestet worden sein.

Häufig enthält industriell hergestellte Säuglingskost zuviel Salz und Zucker und zu wenig Öl und Fleisch. Die Mengen der Glaskost sollten den Angaben der Rezepte ungefähr entsprechen.

In zusammengesetzten Zutaten (Nudeln u.ä.) im Glas können versteckte Allergene wie Ei enthalten sein. **Vorsicht!**

Übergang zur Familienkost

Im 10. bis 12. Monat kann damit begonnen werden, den Säugling langsam an der Familienkost teilhaben zu lassen. Aus den 4 gleichgroßen Breimahlzeiten werden 3 Haupt- und 2 Zwischenmahlzeiten. Aus den Milch- bzw. Milch-Breimahlzeiten werden Brot-Milch-Mahlzeiten, d.h. das Kind bekommt die Milch in der Trinklerntasse zum Brot dazu.

Tabelle 9: Brot-Milch-Mahlzeit

Brot-Milch-Mahlzeit	
ab 10. Monat, Beispiel 1	ab 10. Monat, Beispiel 2
25 g Brot	25 g Brot
5 g Margarine ggf. milchfrei	50 g geriebene Rohkost
150 ml Vollmilch oder HA oder eHF	150 ml Vollmilch/HA/eHF

Das Mittagessen wird nun nur noch mit der Gabel zerdrückt. Zu den Zwischenmahlzeiten wird statt Brei nun Brot oder Getreideflocken mit Obst, Obstsaft oder Gemüserohkost verzehrt.

Getränke

Ab dem 10. Lebensmonat, wenn die Nahrung immer fester wird, benötigt das Kind regelmäßig zusätzlich Flüssigkeit in Form von Getränken. Trinkwasser kann jetzt unbedenklich und nicht mehr abgekocht geben werden. Säfte sollten immer mit mindestens der gleichen Menge Trinkwasser gemischt werden. Auch Mineralwasser und Tees wie z.B. Melissentee, Brombeerblättertee oder Himbeerblättertee können verwendet werden.

Fertigtees können Zucker oder Maltodextrin enthalten (kariogen). Einige enthalten tierisches Eiweiß und sind daher für das 1. Lebenshalbjahr nicht geeignet.

Vorsicht!

Tabelle 10: Zwischenmahlzeiten

Beispiel 1: Brot-Zwischenmahlzeit	
ab 10. Monat	
25 g	Brot: Weizenvollkornbrot, Mischbrot
5 g	Margarine (ggf. milchfrei)
50 g	Obstsaft 1:1 mit Wasser verdünnt oder Obst (Apfel, Birne, Banane, Pfirsich, Nektarine, Aprikose)
Beispiel 2: Brot-Zwischenmahlzeit	
ab 10. Monat	
10 g	Knäckebrot (ggf. milchfrei) oder Zwieback (ohne Ei) oder Vollkorngebäck (ohne Ei)
100 g	Obst
Beispiel 3: Brei-Zwischenmahlzeit	
ab 10. Monat	
10 g	Vollkorngetreideflocken
50 g	Obst
20 ml	Obstsaft 1:1 mit Wasser verdünnt

Die Rezepte wurden z.T. der Broschüre des Forschungsinstituts für Kinderernährung, Dortmund „Empfehlungen für die Ernährung von allergiegefährdeten Säuglingen“ entnommen.

Essen für unterwegs und außer Haus

Für unterwegs, wo keine Möglichkeit zum Kochen besteht kommen jene Fertiggläser zum Einsatz, die schon ausprobiert wurden.

In vielen Kindergärten bekommen Kinder noch Süßigkeiten. Geben Sie Ihrem Kind einen Ersatz mit und weisen sie die Kindergärtnerinnen auf versteckte Allergene hin.	**Vorsicht!**

Alle Verwandten, Freunde und Bekannten sollten von dem Allergierisiko des Kindes informiert sein, das erspart viele Diskussionen und Ärger beim Mitbringen von Schokolade, Pralinen und sogenannten Kindersüßigkeiten.

Alternativen für Süßes

Als Alternativen für Süßigkeiten stehen Popcorn (selbsthergestellt), Reiswaffeln, Früchteriegel, Trockenobst (ungeschwefelt) und Gummibärchen (ohne künstliche Farbstoffe) zur Verfügung.

Nahrungsmittelallergien

Milchallergie

Das Milcheiweiß besteht aus verschiedenen Fraktionen, mit unterschiedlichen physikalischen Eigenschaften (Hitzestabilität, Säuredenaturierbarkeit). Grundsätzlich kann das Milcheiweiß in das schwerlösliche und hitzestabile Casein und das leichtlösliche, hitzeempfindlichere Molkeneiweiß (Albumine und Globuline) eingeteilt werden. Trinkmilch, Buttermilch, Sauermilch, Joghurt und Kefir enthalten das gesamte Milcheiweiß (Tab. 11). Quark oder Käse sind mehr oder weniger Caseinkonzentrate, da das Molkeneiweiß bei der Käseherstellung nicht ausgefällt wird und dadurch in der Molke bleibt (Abb. 3). Neue Technologien in den Käsereien versuchen jedoch, die Käseausbeute zu erhöhen, indem auch Teile des Molkeneiweißes zum Gerinnen gebracht werden. Man muss also heute zunehmend mit Molkeneiweiß im Käse rechnen.

Das Molkeneiweiß ist kuhmilchspezifisch, d.h. eine allergische Reaktion auf Molkeneiweiß ist auf Kuhmilch begrenzt. Ausweichmöglichkeiten bieten Ziegen-, Schaf- oder Stutenmilch. β-Lactoglobulin und Rinderserumalbumin scheinen eher für allergische Sofortreaktionen nach Milchgenuss verantwortlich zu sein.

Sind Caseine an der allergischen Reaktion beteiligt, muss auf alle Milcharten verzichtet werden, auch auf Ziegen-, Schaf- oder Stutenmilch.

Bemerkenswert ist die Tatsache, dass etwa 10% der Milcheiweißallergiker im Bluttest (RAST) negativ sind. Eine mögliche Ursache hierfür ist die enzymatische Veränderung von β-Lactoglobulin bei der Verdauung. Dadurch könnte das entscheidende Epitop (allergologisch bedeutsame Eiweißfraktion) erst im Magen-Darm-Trakt entstehen (Kreft, 1995).

Tabelle 11: Hitzestabilität von Milcheiweiß (mod. nach Vieths, 1994)

Eiweißfraktion		**hitze-stabil bis**	**Vorkommen**
Caseine		120 °C	**in allen Milch-, Milchprodukten:** in Kuh-, Ziegen-, Schaf- und Stutenmilch, in Spuren auch in Molke (bis 0,1% Casein)
Molkeneiweiß	Lactalbumin	ca. 77 °C	**in Kuhmilch (Molkeneiweiß ist kuhmilchspezifisch):** Milch, Joghurt,
	β-Lactoglobulin	ca. 70°C	Sauermilch, Buttermilch, Molke
	Rinder-serumalbumin	< 70°C	Ziegen-, Schaf-, Stutenmilch enthalten Molkeneiweiß in anderer Zusammensetzung

Anamnestische Hinweise auf Milchallergie

Durch die Vielzahl der Milchprodukte mit unterschiedlichem Eiweißgehalt, verschiedenen Herstellungsverfahren und Inhaltsstoffen kann eine genaue Anamnese wertvolle Auskünfte geben (Tab. 12):

Ein Patient berichtet, am besten kann er Hartkäse, Schafs- oder Ziegenkäse vertragen. Nach Joghurt kommt es relativ schnell zu Symptomen. H-Milch ist besser verträglich als Frischmilch und Milch vom Bauern (Rohmilch) kann er gar nicht trinken.

⇨ *Sensibilisierung auf Molkeneiweiß?*

Ein anderer Patient berichtet, dass er keine Milchprodukte essen kann, auch keinen Schaf- oder Ziegenkäse. Nur Butter und kleine Mengen Sahne erlaubt er sich.

⇨ *Sensibilisierung auf Casein?*

Der nächste Patient gibt an, dass er Bergkäse oder Emmentaler (Hartkäse) nicht essen kann, weil dadurch Juckreiz verstärkt wird oder vielleicht bereits im Mund ein Brennen auf der Zunge entsteht. Ein wenig verdächtigt er auch Schimmelkäse. Sonst können alle Milchprodukte auch in größeren Mengen (z.B. 1/2 l Milch) ohne Beschwerden genossen werden.

⇨ *Histaminintoleranz?*

Ein anderer Patient klagt über Blähungen (und Durchfall) nach Milch, Sahne oder Eis. Käse kann er gut vertragen und auch kleine Mengen Joghurt oder Quark sind kein Problem.

⇨ *Lactoseintoleranz (Milchzuckerunverträglichkeit)?*

Lactoseintoleranz ist keine Allergie sondern ein Enzymmangel oder Enzymdefekt und wesentlich weiter verbreitet als Milcheiweißallergie.

Ein weiterer Patient erzählt, dass er Butter nur in kleinen Mengen essen kann, sonst kommt es zu Bauchschmerzen. Auch fettreichen Käse oder Sahnetorte meidet er, so gut es geht. Probleme machen ihm auch frittierte Speisen.

⇨ *Cholelithiasis (Gallensteinleiden)?*

Ein Patient berichtet über Sodbrennen nach Trinkmilch und Kaffee, Kaffee mit Sahne ist wesentlich besser bekömmlich.

⇨ *Ösophagusreflux (Aufstoßen), Gastritis (Entzündung des Magens)?*

Tabelle 12: Anamnestische Hinweise auf Milchallergene

Verträgliche Milchprodukte	**Unverträgliche Milchprodukte**	**Hinweise auf**
Ziegenmilch, -käse, Schafmilch, -käse, Hartkäse, H-Milch	Frischmilch, Vorzugsmilch	β-Lactoglobulin
u.U. Butter und Sahne	alle anderen Milchprodukte	Casein
Trinkmilch, Joghurt, Quark, Frischkäse, Buttermilch, junger Käse, Sauermilch	Bergkäse, Emmentaler, Schimmelkäse	Histaminintoleranz
Käse, kleine Mengen Joghurt und Quark	Milch, Sahne (Obers), Milcheis	Lactoseintoleranz
fettarme Milch, Buttermilch	Butter, Sahne, fettreicher Käse	Cholelithiasis
mildes Joghurt	Trinkmilch	Ösophagusreflux, Gastritis

Allergenarmes Kochen für Milcheiweißallergiker

Ein erfahrener Allergologe kann exakt bestimmen, welche Milcheiweißkomponenten eine Rolle spielen. Wenn die Ausweichmöglichkeit zu Ziegen- oder Schafmilch besteht, sollte sie genützt werden, da es bezüglich der Nährstoffversorgung keine bessere Alternative gibt. Dabei ist unwesentlich, welches Milchprodukt gegessen wird (Ziegenmilch, Schafmilchjoghurt, Schafskäse).

Ein Großteil der erwachsenen Milcheiweißallergiker kann Butter und Sahne gut vertragen, da der Eiweißanteil in diesen Produkten sehr gering ist.

Der beste Ersatz für Kuhmilch bei Caseinallergie – küchentechnisch und geschmacklich – ist Sahne (>30%) mit Wasser.	**Tipp**

Sahne ist mit Wasser verdünnt geschmacklich ein hervorragender Milchersatz zum Kochen von Puddings, für Müslis usw.

Bei Butter und Sahne gilt: je höher der Fettgehalt, desto niedriger der Eiweißgehalt Butter: 0,7 % Eiweiß 30%ige Sahne: 2,4% Eiweiß 10%ige Sahne: 3,1% Eiweiß	**Tipp**

Sehr sensible Milcheiweißallergiker müssen auch auf Butter und Sahne verzichten und sollten als Ersatz nur Reismilch verwenden. Reismilch ist allerdings von der Nährstoffzusammensetzung nicht mit Kuhmilch vergleichbar, denn sie ist mineralstoffarm und eiweißarm (Tab. 14). Sojamilch ist ungeeignet, da bei einem nicht unbedeutendem Anteil der Milch eiweißallergiker eine Sensibilisierung auf Soja beobachtet wurde, nach dem Kuhmilchprodukte durch Sojamilch und Tofu ersetzt wurden.

Butter wird in vielen traditionellen Küchen hauptsächlich als Butterschmalz (z.B. Ghee) verwendet. Im Butterschmalz sind die Eiweißbestandteile abgetrennt und es ist daher auch für Milcheiweißallergiker empfehlenswert. Übrig bleibt ein Butterreinfett, das lange haltbar und stark erhitzbar ist.

Deklaration von Milcheiweiß

Auf der Zutatenliste von verpackten Lebensmitteln finden sich Milchallergene unter verschiedenen Bezeichnungen (Tab. 13). Ob die Zutat Casein oder Caseinat noch Molkeneiweiß enthalten kann, ist nicht bekannt. Mit Spuren muss aber gerechnet werden. Der Hersteller kann anstelle der Verkehrsbezeichnung einzelner Zutaten auch den Klassennamen angeben. Die Zutaten sind mengenmäßig in absteigender Reihefolge angeführt.

Tabelle 13: Deklaration von Milcheiweiß

Deklaration	Erklärung	Bemerkungen
Voll-, Magermilch Milchpulver	Gesamtes Milcheiweiß	enthält alle Milchallergene
Molke	Milcheiweiß-Bestandteil	Lactalbumine, BSA, Lactoglobuline, Immunglobuline, Lactoferrin; bis 0,1% Casein
Casein, Caseinate	Milcheiweiß-Bestandteil	enthält nur Casein
Molkeneiweiß	Milcheiweiß-Bestandteil	enthält Lactalbumine, Lactoglobuline, Immunglobuline, Rinderserumalbumin, Lactoferrin
Lactalbumin	Milcheiweiß-Bestandteil	enthält nur Lactalbumin
Lactoglobulin	Milcheiweiß-Bestandteil	enthält nur Lactoglobulin
tierisches Eiweiß		alle Milchallergene
Milcheiweiß		alle Milchallergene
Butter		Butter jeder Art, bis 0,7% Eiweiß ausgenommen Butterreinfett
Molkenpulver		Molkenerzeugnisse (Pulver): Rinderserumalbumin (=BSA), Lactoglobulin, Lactalbumin, Immunglobuline, Lactoferrin
Laktose Lactose	Milchzucker	keine allergische Reaktion; Vorsicht bei Laktoseintoleranz
Milchsäure	organische Säuren	löst keine allergische Reaktion aus

Kuhmilch als verstecktes Allergen

Besonders Caseine werden in der Lebensmitteltechnologie vielseitig verwendet. Zum Leidwesen von Allergikern auch in Produkten, in denen man es wirklich nicht vermutet (Tabelle 16). So wurde beispielsweise in einem Orangensaft und in einem Babypuder Milcheiweiß gefunden. In Frischwurst wird Milcheiweiß als Bindemittel zugesetzt. Auch Naturlatexhandschuhe können Casein enthalten. Einige lösliche Tees enthalten „tierisches Eiweiß“ als Trägerstoff.

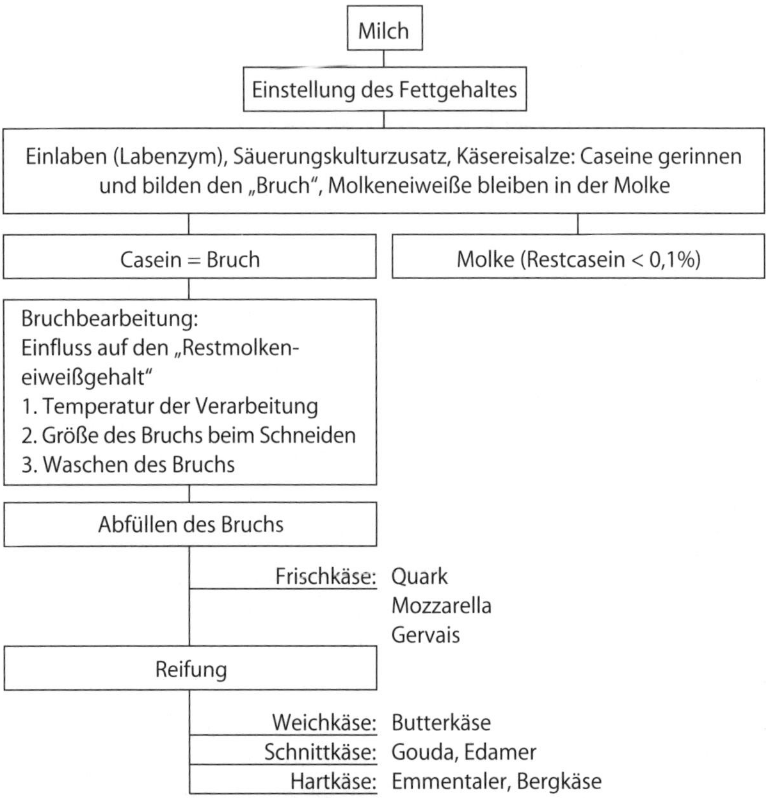

Abb. 3: Käseherstellung

Kaufen Sie immer jene Markenartikel, mit denen Sie bereits gute Erfahrungen gemacht haben.	**Tipp**

Vorsicht ist auch bei „Milchimitaten“ (Milchersatzprodukte) geboten, die seit 1990 auch in Deutschland erlaubt sind. In Milchimitaten sind die wertgebenden Bestandteile (Milchfett, Milcheiweiß) teilweise oder ganz durch milchfremde Zutaten ersetzt. Milchersatzprodukte können also Milcheiweiß enthalten. Beispiele für Milchimitate sind Kaffeeweißer (als Pulver oder flüssig), Sprühschaum (Schlagsahne in Sprühdose) und verschiedene Mischfetterzeugnisse (Drouve, 1995).

Die Bedeutung von Kuhmilch für die Nährstoffversorgung

Unsere vier wesentlichen tierischen Eiweißlieferanten sind Fleisch, Fisch, Eier und Milch. Wird nun die Milch aus dem Speiseplan gestrichen, so ist die Eiweißversorgung durch Fleisch, Fisch, Ei und pflanzliche Eiweißquellen wie etwa die Kombination Hülsenfrüchte und Getreide, trotzdem gesichert. Tabelle 14 zeigt den unterschiedlichen Nährstoffgehalt von verschiedenen Milchen.

Tabelle 14: Nährstoffgehalt verschiedener Milchen (BLS 2.2.)

Nährstoffe pro 100 g	Kuh	Ziege	Schaf	Soja	Reis
Energie (kcal)	67	70	96	36	50
Eiweiß (g)	3,3	3,7	7,0	3,4	0,1
Fett (g)	3,5	3,9	5,5	2,0	1,0
Kohlenhydrate (g)	4,8	4,3	4,7	0,7	10,1
Kalzium (mg)	120	127	190	20	0,87
Vitamin B2 (mg)	180	150	360	30	0,1

Kuhmilch, Schaf- und Ziegenmilch (Milch von Säugetieren) stellen die beste Kalziumquelle dar, da sie viel Kalzium in gut resorbierbarer Form enthalten (Laktose und Vitamin D fördern die Aufnahme). Auch die Versorgung von Vitamin B2 wird durch den Konsum dieser Milch gesichert.

Tabelle 15: Alternative Quellen für Nährstoffe in Kuhmilch

Nährstoff	alternative Quelle
Kalzium	1,5 Liter Mineralwasser pro Tag mit mindestens 500 mg Kalzium pro Liter Beispiele: Cascada, Driburger Bitterwasser, Bad Mainberger, Germeta, Stephensbrunnen, Rietenauer Kneipp-Quelle, Kloster-Quelle, Marco Heilwasser, Ensinger Heilwasser, Teusser Mineralbrunnen
Vitamin B2	Vollkornprodukte, Fleisch, Eier

Kalzium wird aus kalziumreichen Gemüsesorten wie z.B. Broccoli schlecht resorbiert, da Antagonisten (Gegenspieler) wie Oxalate (Salz der Oxalsäure, eine organische Säure in pflanzlichen Nahrungsmitteln) oder Phytate (Salz der Phytinsäure, ebenfalls eine organische Säure in pflanzlichen Lebensmitteln) Kalzium binden und unverfügbar machen.

Außerdem sind solche Gemüse nicht für den täglichen Konsum. Eine gute Alternative kann hartes Leitungswasser oder Mineralwasser sein. Ein Mineralwasser darf als „Calciumhaltig" bezeichnet werden, wenn es mindestens 150 mg Kalzium pro Liter enthält. Es sind auch Wässer auf dem Markt, die den Tagesbedarf an Kalzium in einem Liter enthalten (etwa 800 mg). Beispiele für Mineralwässer mit mehr als 500 mg Kalzium pro Liter sind in Tabelle 15 angegeben. Resorptionsfördernd für Kalzium wirken organische Säuren, Vitamin D oder Laktose (Milchzucker).

Resorptionshemmend wirken Phosphate (in Colagetränken, Schmelzkäse), Phytate und Oxalate. In Einzelfällen wird eine Kalziumsubstitution (Kalziumbrausetabletten) notwendig sein.

Tabelle 16: Streng milcheiweißfreie Kost

erlaubt	LM Gruppe	verboten
alle Getreidesorten, milch freies Brot (beim Bäcker nachfragen); Nudeln	Getreide	Milchbrot, Kuchen und Gebäck mit Milch, Brot und Gebäck kann mit Milch bepinselt sein
alle Gemüsesorten natur	Gemüse	Kartoffelpüree, Kroketten

Obst frisch, getrocknet, Kompotte, Marmelade	Obst	
Reismilch	Milch	Milch, Joghurt, Sauermilch, Kefir, Buttermilch, Quark, Käse, Molke, Kakao, Speiseeis
Fleisch natur	Fleisch	Hackbraten, Frikadellen, Vorsicht bei paniertem Fleisch
Schinken, Rohwurst (Salami, Cervelat)	Wurst	Kochwurst (Bratwurst u.ä.), Mortadella, Streichwurst, Pasteten
alle Eiergerichte ohne Milch	Ei	
Fisch natur	Fisch	Vorsicht bei paniertem Fisch und Fischfertiggerichten
milchfreie Margarine*, pflanzliche Öle, Marmeladen, Honig	Fette Brotaufstrich	Butter, Margarine mit Milchbestandteilen, Fettersatzstoff Simpless, Nuss-Nougat-Creme
alle Gewürze	Gewürze	Ketchup, Senf, Salatsaucen, Mayonnaise
Mineralwasser mit > 500 mg Ca/ Liter, Kaffee, Tee, Apfelsaft	Getränke	Fruchtsäfte können Milcheiweiß enthalten, Liköre, Colagetränke (Ca-Antagonisten)
Milchzucker, Lactose, Milchsäure	Deklaration	**Milch, Milchpulver, Magermilchpulver, Milcheiweiß, Casein, Molkeneiweiß, Lactalbumin, Lactoglobulin**
Bitterschokolade, Marzipan, Geleewaren	Süßwaren	Milchschokolade, Nougat, Karamell, Kunsthonig, Speiseeis Fertiggerichte beachten!
Kalzium, Vitamin B2	kritische Nährstoffe	

* siehe Bezugsquellen

Die Allergene im Hühnerei

Eier sind für die Küche,
was die Geschlechtswörter für die Sprache sind:
eine absolute Notwendigkeit!
(Almanach des gourmands)

Das Hühnerei besteht aus Eigelb und Eiklar, wobei das Eiklar die eindeutig potenteren Allergene enthält. Die Bedeutung des Eigelbes als Allergen steigt bei Erwachsenen an.

Die fünf wichtigsten Allergene im Hühnerei sind in Tabelle 17 aufgelistet. Ovomukoid ist höchst hitzestabil und dessen Allergenität bleibt selbst nach 45 minütigem Erhitzen auf 100°C noch erhalten. Alle anderen Allergene sind wesentlich leichter hitzedenaturierbar (= die Eiweißstruktur durch Hitze verändern).

Tabelle 17: Hitzestabilität von Hühnereiereiweiß (Vieths, 1994)

Eiweißfraktion	**Hitzestabilität**	**Bemerkungen**
Ovomukoid	> 100 °C	bleibt beim Kochen und Backen erhalten
Ovalbumin	80 °C	im gesamten Ei, stark ph-abhängig
Ovotransferrin	hitzelabil	wird beim Kochen zerstört
Lysozym Livetine	hitzelabil 69 °C	wird beim Kochen zerstört nur im Eigelb

Livetin hat eine besondere Bedeutung wegen seiner engen Verwandtschaft zu Serumalbumin. Eine Sensibilisierung auf Livetin kann die Ursache für ein Vogel-Ei-Syndrom sein, wo asthmatische Beschwerden bei Vogelkontakt mit Erbrechen und Durchfall bei Ei-Genuss kombiniert sind (Jäger, 1998).

Allergenarmes Kochen für Hühnereierallergiker

Eier werden in der Küche vor allem wegen der küchentechnischen Eigenschaften vielseitig eingesetzt.

Tabelle 18: Küchentechnische Funktionen des Hühnereis (Behr-Völtzer, 2002)

Funktion	Beispiele
Emulgatorwirkung	Margarine, Mayonnaise, Saucen, Suppen, Cremes, Gebäck, Süßspeisen
Bindemittel	Speiseeis, Saucen, Gebäck
Schaumbildung Lockerung	Soufflés, Meringen, Angel Cakes, Biskuits
Geschmack	Kuchen, Suppen, Süßspeisen
Gelbfärbung	Desserts, Spätzle
Thermische Koagulation	zum Klären von Flüssigkeiten wie Brühen, Aspik, Säften

Sofern keine Sensibilisierung auf Ovomukoid vorliegt, werden hartgekochte oder stark gebratene Eier vertragen. Wie die klinischen Erfahrungen zeigen, spielt gerade bei Eiern immer auch die Menge eine wichtige Rolle. Die Denaturierung des Eiklars verläuft durch die unterschiedliche Hitzestabilität der einzelnen Fraktionen in Stufen (Abb. 4).

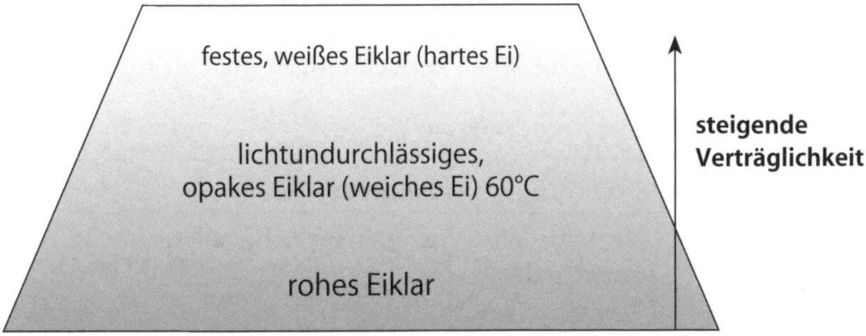

Abb. 4: Denaturierung von Eiereiweiß

Eigelb hat eine um 8°C höhere Gerinnungstemperatur als Eiklar – ein kleiner, aber entscheidender Unterschied. Wenn das Ei kocht, gerinnen zuerst die Proteine des Eiklars und die Temperatur wird eine Weile bei 60°C gehalten. Wird der Kochvorgang jetzt abgebrochen, bekommt man ein weiches Ei. Danach gerinnt auch das Eigelb und wird hart (hartes Ei). Liegt eine Sensibilisierung ausschließlich auf hitzelabile Eierallergene vor, so wird das Ei verträglich, wenn es hart gekocht oder doppelseitig gebraten wird. Auch in Kuchen und Gebäck ist das Ei hocherhitzt und damit oft verträglich.

Eiersatzmöglichkeiten: 1 EL Sojamehl mit 1 EL Wasser verrührt (Bindung und Lockerung) steifgeschlagene Sahne (Lockerung) kohlensäurereiches Mineralwasser (Lockerung) handelsüblicher Eiersatz	**Tipp**

Als Eiersatz bietet sich Sojamehl an: 1 EL Sojamehl mit etwas Wasser zu einem zähflüssigen Teig verrührt bindet Teige gut. Der Handel bietet Eiersatz auf Hülsenfrucht- oder Stärkebasis an mit einem mehr oder weniger hohen Sojaanteil. Wenn das Ei vordergründig zur Teiglockerung dient, kann Mineralwasser oder steifgeschlagene Sahne abhelfen. Hefeteig, ausgezogener Strudelteig, Pizzateig, Nudelteig und Mürbteig eignen sich sehr gut zur Herstellung ohne Ei.

Deklaration von Hühnerei

Auf der Zutatenliste von verpackten Lebensmitteln finden sich Hühnereiallergene unter verschiedenen Bezeichnungen wieder (Tab. 19).

Tabelle 19: Deklaration von Hühnerei

Deklaration	Erklärung	Bemerkungen
Ei, Vollei, Eipulver, Flüssigei, Gefrierei, Trockenei, Eiprodukt	Verschiedene Formen des Eier-Zusatzes	enthalten alle Eierallergene
Eigelb, Flüssigeigelb, Gefriereigelb, Trockeneigelb, Eierprotein	Teile des Hühnereis	enthalten alle Eierallergene

Eiklar, Eiweiß, Flüssigeiklar, Gefriereiklar, Trockeneiklar	Teile des Hühnereis	enthalten keine Livetine
Lecithin	Emulgator	Eierallergene in Spuren, (event. Sojalecithin, E 322)
Makronen-masse		enthält Eiklar

Hühnerei als verstecktes Allergen

Das Hühnerei wird in Form von Trockenvollei, Trockeneiklar, Ovalbumin u.ä. vielen Lebensmitteln als Binde- oder Schönungsmittel zugesetzt. Eiklar wird auch zum Klären von Flüssigkeiten (Suppen, Wein, Campari) eingesetzt und danach wieder entfernt. Da aber technologisch eine 100%ige Entfernung nicht möglich ist, muss mit Spuren von Eiereiweiß gerechnet werden.

Eigelb oder Eipulver ist außerdem vielen Fertigprodukten wie Puddings, Ketchup etc. als Emulgator zugesetzt.

Italienische Hartweizengrießnudeln enthalten, mit ganz wenigen Ausnahmen, keine Eier, da dort landesüblich Nudeln ohne Ei hergestellt werden.

Die meisten allergischen Reaktionen in Verbindung mit Impfungen verursachen Impfstoffe, die aus Geflügelembryonen gewonnen werden. Hierzu gehören Impfstoffe gegen FSME (Frühsommermeningo-enzephalitis), Gelbfieber, Grippe, Masern, Mumps, Röteln und Tollwut. Es bietet sich allerdings die diagnostische Möglichkeit, den Impfstoff vor der eigentlichen Impfung zu pricken.

Eier gehören zu jenen Lebensmitteln, wo auf beste Qualität beim Einkauf zu achten ist, d.h. Eier aus Freilandhaltung.

Die Bedeutung von Eiern für die Nährstoffversorgung

Die Kombination Kartoffeln und Eier im Verhältnis 2:1 ergibt das biologisch hochwertigste Eiweiß: aus 100 g dieser Mischung kann 136 g körpereigenes Eiweiß aufgebaut werden. Die Eiweißversorgung kann jedoch ebenso gut durch Milchprodukte, Fleisch und Fisch gesichert werden. Vegetarier mit Eierallergie, die auf Fleisch und Fisch verzichten, sollten auf die Kombinationen Milch und Getreide und Hülsenfrüchte und Getreide wertlegen. Nach den Empfehlungen der Deutschen Gesellschaft für Ernährung sind Eier nur für Folsäure eine bedeutende Quelle.

Eine ausgewogene Kost, die nur auf Eier verzichtet, hat auch einige Vorteile: sie ist cholesterinärmer und arachidonsäureärmer und damit geeignet für Patienten mit hohen Blutfettwerten oder rheumatischen Erkrankungen.

Tabelle 20: Streng hühnereifreie Kost

erlaubt	**LM Gruppe**	**verboten**
alle Getreidesorten, Brot (nachfragen!), Hartweizengrießnudeln	Getreide	Kuchen, Torten, Zwieback, Palatschinken, Eierteigwaren, Omeletten, Panaden, Spätzle, Knödel
alle Gemüsesorten natur	Gemüse	Kartoffelteig, Kartoffelknödel
Obst frisch, getrocknet, als Kompott, Marmelade	Obst	
Milch und Milchprodukte	Milch	
Fleisch natur	Fleisch	Hackbraten, Frikadellen, Paniertes
	Wurst	Vorsicht bei Wurstwaren, Aspik
Fisch natur	Fisch	panierter Fisch, Fischfertiggerichte
Butter, pflanzliche Öle	Fette Brotaufstrich	Margarine, Mayonnaise
alle Gewürze und Kräuter	Gewürze	Ketchup, Senf, Salatsaucen, Mayonnaise

	Saucen	Hollandaise, Bèchamel, Bearnaise, Tartare, Vinaigrette, Westmoreland
Mineralwasser, Kaffee, Tee, Apfelsaft naturtrüb	Getränke	Liköre, Ovomaltine
Bitterschokolade, Marzipan, Geleewaren	Süßwaren	Eis (Sorbet), Pralinen, Nougat, Baiser, Geleewaren, Schaumzuckerwaren
zum Binden: Agar-Agar, 1 EL Sojamehl + 1 EL Wasser, Weizenmehl, Stärke *zum Lockern:* steifgeschlagene Sahne, Mineralwasser *Färben:* Safran, Gelbwurz	Eiersatz	Eiersatz zum Einsatz bei hohen Blutfettwerten kann Eiklar enthalten!

Tabelle 21: Alternative Quellen für Nährstoffe in Eiern (DGE, 1991)

Nährstoff	**alternative Quelle**
Folsäure	alle grünen Gemüsesorten, Weizenvollkornbrot, Dinkelvollkornbrot

Fisch – ein potentes Nahrungsmittelallergen

Neben Rohgemüse, Milch und Hühnerei stellt Fisch das bedeutendste Nahrungsmittelallergen dar. Noch dazu ist Fisch ein äußerst potentes Allergen, das bereits in kleinsten Mengen (0,001 Mikrogramm) zu schwersten anaphylaktischen Reaktionen führen kann. Ähnlich einzustufen sind auch Krusten- und Schalentiere.

Obwohl Sortenunterschiede bekannt sind, ist es für Fischallergiker meistens unumgänglich, alle Fische, Krusten-, Schalen- und Weichtiere zu meiden. Fischallergiker müssen sich außerdem damit abfinden, dass eine Fischallergie meistens lebenslang bestehen bleibt.

Allergenarmes Kochen für Fischallergiker

Die meisten Fischallergiker entwickeln Symptome sowohl auf rohen als auch auf gekochten Fisch, wobei zwischen den einzelnen Garmethoden bisher keine Unterschiede beobachtet wurden.

Fisch sollte immer zum Schluss gegart werden, um andere Menükomponenten von Fischallergenen frei zu halten.	**Tipp**

Vorsicht ist für sensible Fischallergiker schon bei Fischgeruch geboten. Tatsächlich konnten im Dampf des gekochten Lachses Allergene nachgewiesen werden. Beim Zubereiten von mehreren Gängen sollte der Fisch immer zum Schluss gegart werden.

Deklaration von Fisch

Auf der Zutatenliste von verpackten Lebensmitteln finden sich Fischallergene hinter verschiedenen Bezeichnungen (Tab. 22).

Tabelle 22: Deklaration von Fischeiweiß

Deklaration	Erklärung	Bemerkungen
Surimi	Fischeiweiß-produkt	in Fertigpizzas oder Hot Dogs; in Deutschland noch nicht oder äußerst selten auf dem Markt
Anchovis-paste	Sardellen	Salzsardellen mit Gewürzen auch aus Kräutersprotten
Anchosen		Erzeugnisse aus frischen oder gefrorenen Fischen mit Zusätzen
Sild	Heringe	Kleinheringe
Kronsild	Heringe	aus kleinen ausgenommenen, nicht entgräteten Heringen
Lachsersatz		Seelachs
Echter Caviar	Kaviar	aus Rogen von Störarten

Beluga	Kaviar	Korngröße 1-2 mm (blauer Deckel)
Osietra	Kaviar	Korngröße um 1 mm (gelber Deckel)
Sevruga	Kaviar	Korngröße unter 1 mm (roter oder oranger Deckel)
Presskaviar	Kaviar	aus allen Sorten

Fisch als verstecktes Allergen

Normalerweise ist natives Fischprotein sensorisch leicht wahrnehmbar, wodurch bisher Fisch als verstecktes Allergen wenig Rolle spielte. Neuere lebensmitteltechnologische Entwicklungen könnten allerdings zu Problemen führen. Aus Fischen wird eine Proteinquelle hergestellt, die als „Surimi" bezeichnet wird. Surimi entsteht durch Waschen, Zerkleinern, Auspressen und Vermahlen von Magerfischen. In einigen Ländern wird Surimi zur Herstellung von Hot Dogs und Pizzabelag eingesetzt.

Eier oder Fleisch von extrem einseitig mit Fischmehl ernährten Hühnern können in Einzelfällen Reaktionen bei Fischallergikern auslösen. Daher ist besonders beim Kauf von Eiern, Hühnerfleisch und Hühnerbrühe auf Qualität zu achten.

Gehärtetes Fischöl wird zur Herstellung von Margarine eingesetzt. Ob dadurch allergene Bestandteile des Fischeiweißes in Margarine noch aktiv sein können, scheint derzeit noch ungeklärt. Es unterstreicht aber die Empfehlung, Butter als Streichfett zu verwenden.

Gelegentlich gelangt Fischeiweiß beim „Schönen" in Spuren in den Wein. Eine 100%ige technologische Abtrennung kann nach dem Klären nicht garantiert werden, obwohl bisher keine allergischen Reaktionen bekannt geworden sind.

Die Bedeutung von Fisch für die Nährstoffversorgung

Fisch stellt eine wichtige und ernährungsphysiologisch wertvolle Eiweißquelle dar, besonders auch deshalb, weil die Fischproteine nicht immer gleichzeitig an Fette gekoppelt sind (vergleiche Fleisch, Wurst, Eier und Milchprodukte). Fisch enthält ω-3-Fettsäuren, die ernährungsphysiologisch sehr hochwertig sind. Seefisch stellt außerdem eine wichtige Jodquelle dar (Tab. 23).

Bei Verzicht auf Fisch entstehen aber nicht zwangsläufig Nährstofflücken. Ein Fischallergiker, der sonst alle Lebensmittel gut verträgt, muss keine Angst vor einer Nährstoffunterversorgung haben.

Tabelle 23: Alternative Quellen für Nährstoffe in Fisch (DGE, 1991)

Nährstoff	alternative Quelle
Jod	jodiertes Kochsalz; Konsum von Kohlgemüse einschränken (hemmt die Jodaufnahme)

Sojaallergie

Sojabohnen enthalten 32 bis 42% Eiweiß, wobei es das biologisch hochwertigste pflanzliche Eiweiß darstellt. Es enthält alle essentiellen Aminosäuren und ist zu 97% verdaulich. Soja stellt ein potentes Allergen dar, das in Einzelfällen schwerste Reaktionen auslösen kann.

Die Sensibilisierung erfolgt bei Erwachsenen in erster Linie durch Inhalation. Etwa ein fünftel der Bäcker sollen eine Soja-Sensibilisierung im Bluttest zeigen (Baur, 1988).

Tabelle 24: Allergene in der Sojabohne (Kreft, 1995; Jäger, 2002)

Allergen	Bemerkung	Verwandtschaft
Gly m 1	Major-Allergen: 65% der Sojaallergiker	
OBAP oil body associated protein		ähnelt Gly m 1 und Milbenprotein Der p1
68 kD Soja Allergen	Minor-Allergen: 25% der Sojaallergiker	
2S-Globulin	höchste allergene Potenz; hitzestabil	
SBTI Kunitz Sojabohnen Trypsin Inhibitor	Minor-Allergen: 20% der Sojaallergiker	

Risikogruppen für Sojaallergie sind jüngere Personen mit Asthma und einer hochgradigen Erdnussallergie. Kreuzreaktionen zwischen den verschiedenen Hülsenfrüchten werden relativ häufig bei Hauttests festgestellt, spielen aber klinisch selten eine Rolle (Vieluf, 2001).

Es gibt Hinweise, dass das allergene Potential der Sojabohne beim Erhitzen zuerst ansteigt und erst über 80° C wieder fällt (Kreft, 1995).

Deklaration von Soja

Soja ist, besonders in Form von Sojamehl, in vielen verarbeiteten Lebensmitteln enthalten.

Tabelle 25: Deklaration von Soja

Deklaration	Erklärung	Vorkommen
Sojasprossen	gekeimte Sojabohnen	
Sojamehl	Backhilfsmittel	Suppen, Soßen
Sojamilch	kuhmilchfreier Milchersatz aus gelben Sojabohnen	
Sojaflocken		im Müsli, Suppen, Gebäck usw.
Sojalezithin	E 322	Brot, Backwaren, Süßigkeiten, Fleisch- und Fischprodukten
Miso	milchsauer vergorene Pastete	für Suppen, Soßen, Dressings, Brotaufstriche
Okara	bei der Tofuherstellung entstehende ballaststoffreiche Sojabestandteile	Brot, Müsli, Soßen, Bratlinge
Shoju	Sojasoße, durch Gärung hergestellte Würzsoße	Worcester-Soße

Tamari	Sojasoße, entsteht bei der Herstellung von Miso	in vielen Soßen und pikanten Speisen
Tempeh	indonesische Spezialität aus mit Schimmelpilzen fermentierten Sojabohnen	
Tofu	Sojaquark (Sojatopfen)	Suppeneinlage, in Brotaufstrichen, Süßspeisen, Bratlinge, Pizzabelag
TVP	textured vegetable protein als Fleischersatz in Würfeln oder Granulat	
Natto Sufu	käseähnliche Produkte aus fermentiertem Tofu	würzige Beilage

Soja als verstecktes Allergen

Sojalecithin und Sojaöl können Spuren von Sojaeiweiß enthalten. Vor allem Sojalecithin ist einer Vielzahl von Lebensmitteln zugesetzt. Bisher konnte nicht eindeutig geklärt werden, ob solch geringe Mengen an Soja allergische Reaktionen auslösen können (Busch, 1985; Porras, 1985). Nach neueren Hinweisen in der Literatur (Lorenz, 2001) liegt die allergieauslösende Menge eher im Gramm-Bereich.

Tabelle 26: Soja als verstecktes Allergen

Bezeichnung	Bemerkungen
Lecithin E 322	kann Spuren von Sojaeiweiß enthalten
Emulgator	kann Spuren von Sojaeiweiß enthalten
Bindemittel	kann Spuren von Sojaeiweiß enthalten
Stabilisator	kann Spuren von Sojaeiweiß enthalten
Leguminosenmehl	Mehl aus Hülsenfrüchten
Backmittel	kann Spuren von Sojaeiweiß enthalten
Milchersatz	basiert häufig auf Soja
Diätgetränk	kann Soja enthalten
Eiweiß Zusatznahrung	kann Soja enthalten

Allergenarmes Kochen für Sojaallergiker

Da Sojaallergene zum Teil sehr stabil sind, werden sie bei der küchentechnischen Verarbeitung kaum verändert. Die Verwendung von unverarbeiteten Lebensmitteln ist die sicherste Methode, Soja aus dem Speiseplan zu eliminieren. Bei Verwendung von Margarine ist auf sojafreie Sorten zu achten (siehe Bezugsquellen).

Die Bedeutung von Soja für die Nährstoffversorgung

Einen besonderen Beitrag für die Nährstoffversorgung leistet Soja bei Vegetariern und Veganern durch hochwertiges pflanzliches Eiweiß. Gemischtköstler haben dagegen keine Probleme, die Eiweißversorgung zu sichern.

Getreideallergene

Unsere gebräuchlichsten einheimischen Getreidesorten Weizen, Roggen, Hafer und Gerste gehören botanisch gesehen zu den Gräsern.

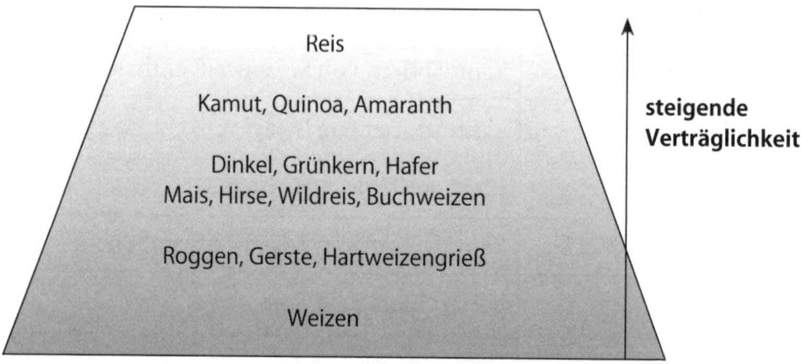

Abb. 5: Verträglichkeitspyramide von Getreide

Weizen stellt in Deutschland das häufigste Getreideallergen dar (Abb. 5), in Asien steht Reis und in den Vereinigten Staaten Mais an der Spitze der Getreideallergene. Damit wird der Zusammenhang zwischen Verzehrshäufigkeit und Allergiehäufigkeit deutlich.

In vielen Fällen bleibt es jedoch unklar, ob tatsächlich das Getreide die allergische Reaktion ausgelöst hat oder ob Backhilfsstoffe dahinter stecken (Tab. 28).

Als beruhigend gelten die Beobachtungen, dass durch Getreideallergene noch keine schweren anaphylaktischen Reaktionen ausgelöst wurden. Eine Diagnostik ist aber in jedem Fall angebracht.

Die Getreideallergene liegen dicht unterhalb der Schale des Getreidekorns. Beim Schälen des Korns wird ein Großteil dieser Eiweißbestandteile entfernt. Die Typenzahl des Mehles drückt aus, wie viel Schalenanteile das Mehl noch enthält (Tab. 27). Je niedriger die Typenzahl, desto weniger der Schalenanteile sind im Mehl. Das bedeutet gleichzeitig, dass eine niedrige Typenzahl des Mehles für Allergiker günstiger ist. Aus ernährungsphysiologischer Sicht ist diese Empfehlung aber nur dann haltbar, wenn auf die betroffene Getreidesorte auch wirklich eine Sensibilisierung und durch Provokation erwiesene Unverträglichkeit vorliegt. Denn je niedriger die Typenzahl des Mehles, desto geringer ist auch der Nährstoffgehalt.

Tabelle 27: Mehl-Typen (aid, 1996)

die wichtigsten Mehle	Verwendungen
Weizenmehl Typ 405	Haushaltsmehl und Mehl für Konditoreiwaren
Weizenmehl Typ 550	Brötchen- und Weißbrotmehl
Weizenmehl Typ 1050	ballaststoffreiches Gebäck
Weizenbackschrot Typ 1700	ballaststoffreiches Gebäck
Roggenmehle Typ 997 und 1150	Brotmehle
Roggenbackschrot Typ 1800	Vollkornbrot
Weizen- und Roggenvollkornmehl	Vollkornbrot und -gebäck
Weizenmehle als Instant-Mehle	leicht lösliche Mehle

Bei einigen Weizenallergikern konnte gezeigt werden, dass das Weizeneiweiß erst im Verdauungstrakt in seine aktive Form übergeht (Kreft, 1995). Das könnte bedeuten, dass Weizenallergene u.U. erst durch Verdauungsenzyme ihre allergene Wirkung entfalten.

Die Verdauung von Vollkorngetreide ist für unseren Magen-Darm-Trakt sehr anstrengend und führt leicht zu Blähungen. Bei Verdauungsproblemen mit Vollkorngetreide sollte nur feinvermahlenes Mehl oder Vollkorngrieß verwendet werden, um die Symptome nicht falsch als allergisch zu interpretieren.

Dinkel und Kamut sind uralte Weizenformen, die sich besonders geschmacklich vom hochgezüchteten Weizen unterscheiden. Nach neueren Untersuchungen sollen 80% des Dinkeleiweißes mit Weizeneiweiß identisch sein, trotzdem wird auffällig häufig Dinkel besser vertragen als Weizen. Eine separate diagnostische Abklärung von Dinkel ist deshalb empfehlenswert.

Dinkel bereichert Ihre Küche in jedem Fall: er ist besser verträglich und bietet ein ganz neues Geschmackserlebnis. **Tipp**

Wird Dinkel milchreif (nicht ganz ausgereift) geerntet und bei 60° C gedarrt, entsteht Grünkern, der dadurch einen besonders pikanten Geschmack entwickelt.

Zwischen verschiedenen Getreidesorten wurden auch Kreuzreaktionen beobachtet. Die höchste Korrelation findet sich zwischen Reis und

Mais (50%) und Weizen und Roggen (49%; Kreft, 1995). Kreuzreaktionen beim Bäckerasthma haben höhere Relevanz, da hierbei native Proteine im Spiel sind.

Backzusätze

Nicht immer spielt das Getreide die Hauptrolle, wenn Brot oder Gebäck zu allergischen Symptomen führen. Vielfältige Backzusätze können – oft unerwartet – zugesetzt sein und es werden ständig mehr. Unser Brot soll immer länger halten, genau die richtige Farbe haben, schneller zuzubereiten sein und die richtige Konsistenz haben.

Tabelle 28: Häufig verwendete Backzusätze

Backzusatz	hergestellt aus/durch	Funktion im Teig
α-Amylasen	Getreidemalzmehl Aspergillus niger A. oryzae	Bildung vergärbarer Zucker, Verbesserung der Frischhaltung und der Krustenfarbe von Brot
Proteasen	Bacillus subtillis Aspergillus niger A. oryzae	Kleberabbau im Teig
Pentosanasen	Bacillus subtillis Aspergillus niger A. oryzae	Erhöhung der Wasserbindung
Aminoglucosidasen- saure Phosphatasen	Aspergillus niger A. oryzae	Glukosebildung Verbesserung der Quellfähigkeit, Verlängerung der Haltbarkeit
Sojamehl	Sojabohnen	Bindung
Milch	Kuhmilch	Geschmack
Ei	Hühnerei	Bindung

Backhefe Backpulver Natron Hirschhorn ABC Trieb	 Hefen Bicarbonat, Säure- donator und Trenn- mittel Natriumcarbonat Ammoniumcarbonat Ammonium- bicarbonat Natriumvarbonat	Teiglockerung Teiglockerung Teiglockerung Teiglockerung Teiglockerung
Milchsäure Zitronensäure	organische Säuren	Säuerungsmittel, verbessern die Quellfähigkeit, verlängern die Haltbarkeit
Monoglyzeride Guarkernmehl	Neutralfette Hülsenfrucht	Backmittel zur Frischhaltung
Sorbinsäure		chemisches Konservierungsmittel, darf nur Schnittbrot, Weichbrötchen und vorgebackenen Backwaren zugesetzt werden
Propionsäure		Konservierungsmittel, wurde 1988 in Deutschland verboten, seit EU Harmonisierung wieder erlaubt. Verwendung wie Sorbinsäure

Kaufen Sie Brötchen und Sauerteigbrote mit wenigen Zutaten: Getreide, Salz, Wasser, Backtriebmittel, Gewürz. **Tipp**

Allergenarmes Kochen für Getreideallergiker

Einheimische Getreidesorten sollten auf alle Fälle bevorzugt werden. Weizen ist das Getreide, das in Deutschland am schwierigsten zu meiden ist, da es in kleinen Mengen in unzähligen Produkten enthalten ist. Daher ist eine seriöse Abklärung unbedingt notwendig, ob auch kleine Mengen weißes Weizenmehl gemieden werden müssen. Auffällig ist, dass Hartweizengrieß oftmals besser vertragen wird als Weizenmehl. Hartweizengrießnudeln oder Cous-Cous (Hartweizengrieß) scheinen deshalb innerhalb der Weizenprodukte eine Sonderstellung zu haben.

Für Weizenallergiker bietet sich in vielen Fällen Dinkel als Alternative an. Dinkel kann als Vollkornmehl oder Auszugsmehl wie Weizen verwendet werden und hat ebenso gute Back- und Bindeeigenschaften. Geschmacklich ist er dem Weizen sogar überlegen: würzig und leicht nussartig.

Buchweizen ist kein Getreide (Knöterichgewächs), kann aber wie Weizen verarbeitet werden.	**Tipp**

Kamut dürfte ähnlich wie Dinkel einzustufen sein, die Erfahrungen mit diesem Getreide bei Allergikern sind allerdings noch spärlich. Kamut ist wesentlich heller als Dinkel, das Kamutmehl ist daher fast gelblich. Das bringt den Vorteil, dass Vollkornkamutmehl optisch kaum von weißem Weizenmehl zu unterscheiden ist. Auch Kamut hat einen feinen Geschmack, der besonders gut zu Palatschinken oder Waffeln passt.

Buchweizen stellt eine besonders gute Alternative für Getreideallergiker dar, da er als Knöterichgewächs botanisch nicht zu den Gräsern gehört, sondern mit Rhabarber und Sauerampfer verwandt ist.

Die Backbedingungen (Temperatur, Dauer) können bei Brot und Gebäck sehr unterschiedlich sein. Hocherhitzte Getreideprodukte wirken nur mehr schwach sensibilisierend. Die allergene Potenz der Weizen-Hauptallergene (α-Amylase-Inhibitoren) wird im Backprozess bei über 200°C stark vermindert.

Sauerteigführung und Backprozess machen unser Brot verträglicher.	**Tipp**

Bei einer klassischen 20stündigen Sauerteigführung wird im Prinzip die Keimung eingeleitet und die Schalenanteile haben viel Zeit zum Quellen. Solche Brote kommen anschließend lange in den Ofen. Fermentation und Hitze zusammen bringen eine günstige Veränderung der Getreideeiweiße für den Allergiker. Sogar die meisten Roggenpollenallergiker können echtes Roggensauerteigbrot beschwerdefrei essen.

Vorsicht hingegen ist bei Frischkornbrei oder Getreidekeimlingen geboten: rohes Getreide bedeutet natives Getreideeiweiß und ist nicht für jeden eine gesunde Alternative!

Reis gilt als das verträglichste Getreide in unseren Breiten. Vollkornreis kann auch gemahlen und als Reismehl verwendet werden. Vorsicht ist bei Wildreis geboten, der botanisch zu den Hafergewächsen zählt und daher zu den glutenhaltigen Getreidesorten gerechnet werden muss.

Als getreidefreie bzw. glutenfreie Bindemittel bieten sich Johannisbrotkernmehl, Guarkernmehl oder Kartoffel- bzw. Maisstärke an.

Deklaration von Getreide

Auf der Zutatenliste von verpackten Lebensmitteln finden sich Getreideallergene unter verschiedenen Bezeichnungen (Tab. 29).

Tabelle 29: Deklaration von Getreideeiweiß

Deklaration	Einteilung	Bemerkungen
Weizenmehl Roggenschrot Haferkleie	Getreidesorte	
Gluten Gliadin	Eiweiß- bestandteil	
Paniermehl		Weißbrot- bzw. Semmelbrösel

Getreide als verstecktes Allergen

Gluten (Klebereiweiß von Weizen, Dinkel, Grünkern, Roggen, Hafer, Gerste, Triticale, Kamut) wird als Trägerstoff von Zusatzstoffen (Aromen) eingesetzt, wobei eine Deklaration laut Gesetz nicht vorgeschrieben ist. Glutenfreiheit garantiert das Zeichen der durchgestrichenen Getreideähre:

Abb. 6: Glutenfreizeichen

Der Codex alimentarius (Standard der WHO/FAO) spricht von Glutenfreiheit, wenn der Gehalt von 50 mg Stickstoff pro 100 g Trockengewicht eines Lebensmittels nicht überschritten wird. Manche Fachleute halten diesen Standard für nicht ausreichend, da hierbei Weizenstärke noch bis zu 0,3% Eiweiß enthalten kann (Stern, 1995). Wichtig für Betroffene ist die Tatsache, dass Getreidestärke zwar sehr eiweißarm jedoch nicht eiweißfrei ist. Für einen Getreideallergiker kann unter Umständen eine minimale Menge an Getreideeiweiß ausreichen, um Symptome hervorzurufen.

Zunehmende Bedeutung als verstecktes Allergen gewinnt Malz. Es wird überall eingesetzt, wo in Lebensmitteln eine kräftige, braune Farbe erzielt werden soll (Cornflakes, viele Brote, Bier).

Vorsicht gilt auch bei Dinkelbroten, die lebensmittelrechtlich nicht aus 100% Dinkel hergestellt sein müssen und meistens wegen des hohen Preises von Dinkel auch einen Weizenanteil enthalten (Tab. 30).

Ein Lebensmittel, in dem man berechtigterweise kein Getreideeiweiß vermuten würde, ist die französische Käsespezialität Rocquefort. Die Besonderheit dieses Käses liegt darin, dass die Schimmelpilzkultur auf Brot gezüchtet wird. Dadurch ist der in den Käse eingespritzte Schimmel mit Gluten kontaminiert.

Der Einsatz von Gluten als Zusatzstoff ist aus technologischen Gründen vielfältig. Gluten bindet Wasser und Fett, emulgiert, stabilisiert und geliert. Gluten kann daher vielen Lebensmitteln als Verdickungsmittel, Stabilisator oder Emulgator zugesetzt sein. Die Deutsche Zöliakie-Gesellschaft bietet jährlich aktualisierte Positivlisten an, die bei hoher Glutensensibilisierung als Einkaufhilfe sehr gut geeignet sind.

Die Kriterien der verschiedenen Brotsorten nach deutschem Lebensmittelrecht sind in Tabelle 30 angeführt und zeigen deutlich, dass einzelne Brotsorten nicht zu 100% aus dem Mehl ihrer Verkehrsbezeichnung bestehen müssen.

Tabelle 30: Gesetzliche Regelungen für Brote (H.C.Beck, Lebensmittelrecht)

Verkehrsbezeichnung	**gesetzliche Regelung**
Weizen/Weißbrot	mindestens 90% Weizen
Weizenmischbrot	50 bis 90% Weizenmehl
Roggenbrot	mindestens 90% Roggen
Roggenmischbrot	50 bis 90% Roggen
Weizenvollkornbrot	mindestens 90% Weizenvollkornerzeugnisse
Roggenvollkornbrot	mindestens 90% Roggenvollkornerzeugnisse, Säuremenge mindestens zwei Drittel aus Sauerteig
Vollkornbrot	mindestens 90% Roggen- und Weizenvollkornerzeugnisse, Säuremenge mindestens zwei Drittel aus Sauerteig
Weizenroggenvollkornbrot	mehr als die Hälfte Weizenvollkornerzeugnisse
Roggenweizenvollkornbrot	mehr als die Hälfte Roggenvollkornerzeugnisse
Hafervollkornbrot	mindestens 20% Hafervollkornerzeugnisse, mindestens 90% Vollkornerzeugnisse
Weizenschrotbrot	mindestens 90% Weizenbackschrot
Roggenschrotbrot	mindestens 90% Roggenbackschrot

Schrotbrot	mindestens 90% Roggen- und Weizen-backschrot
Pumpernickel	mindestens 90% Roggenbackschrot und/oder Roggenvollkornschrot mit Backzeiten von mindestens 16 Stunden
Dreikornbrot usw.	Mehrkornbrot muss aus mindestens 1 Brotgetreideart und mindestens 1 Nicht-Brotgetreideart bestehen, jede Getreideart ist mindestens 5% enthalten
Dinkelbrot, Triticalebrot	mindestens 90% Dinkel bzw. Triticaleerzeugnisse

Die Bedeutung von Getreide für die Nährstoffversorgung

Getreide ist die Lebensmittelgruppe, die von allen Völkern in irgendeiner Form genossen wird und die wichtigste Kohlenhydratgrundlage darstellt. Nur die Kartoffel kann als ähnlich gute Kohlenhydratquelle eingestuft werden. Getreideballaststoffe sind für unsere Darmfunktion unerlässlich. Vitamine und Mineralstoffe in den Randschichten, essentielle Fettsäuren im Keimling und hochwertige Eiweißbestandteile werden ebenfalls durch Getreide geliefert. Deshalb ist es wichtig, auch für jeden Allergiker die individuell gut verträglichen Sorten zu finden. Die einzelnen Getreidesorten sind untereinander – betreffend der Nährstoffversorgung – gut austauschbar. Tabelle 31 zeigt alternative Nährstoffquellen für jene Patienten, die ihren Getreidekonsum stark einschränken müssen.

Tabelle 31: Alternative Quellen für Nährstoffe im Getreide

Nährstoff	**alternative Quelle**
Ballaststoffe	Hülsenfrüchte, Zuckerrübenballaststoffe
Magnesium	Hülsenfrüchte, Kartoffeln, Grünkohl, Kohlrabi, Banane
Zink	Linsen, Rindfleisch
Vitamin B6	Fisch, Fleisch, Kartoffeln, Banane

Nüsse, Erdnüsse und Samen

Nüsse gehören sehr unterschiedlichen Pflanzenfamilien an, daher bestehen nicht unbedingt Kreuzreaktionen zwischen verschiedenen Nüssen. Die Nuss, die am häufigsten allergische Symptome auslöst, ist die Haselnuss, die bei etwa der Hälfte der Haselpollen-Allergiker und gehäuft bei Birkenpollen-Allergikern ein orales Allergiesyndrom hervorruft. Auch Walnuss macht vielen Pollenallergikern zu schaffen.

Mandeln spielen, vor allem wenn sie geschält sind, eine weniger große Rolle.

Allergien gegen Paranüsse, Cashewnüsse und Pekanüsse treten in Mitteleuropa seltener auf, Kokosnuss wird als die verträglichste Nuss eingeschätzt.

Die Erdnuss ist botanisch gesehen keine Nuss, sondern eine Hülsenfrucht. Äußerst geringe Mengen an Erdussprotein können bereits Symptome auslösen. 90% der Erdnussallergiker haben Symptome bei einer Menge, die kleiner ist als eine Nuss. In Einzelfällen konnten 100 mg Erdnusseiweiß (entspricht 0,2 mg Erdnuss) ein Jucken den Lippen provozieren. Etwa die Hälfte der Erdnussallergiker berichten bei alleiniger Berührung von Erdnüssen über Beschwerden (Lorenz, 2001).

Zudem ist das Erdnussprotein ein höchst potentes Allergen, das auch bei lebensmitteltechnologischer Verarbeitung weitgehend erhalten bleibt. All das führt dazu, dass die Erdnüsse immer wieder schwere anaphylaktische Reaktionen auslösen.

Samen wie Baumwollsaat, Leinsamen, Sesam, Sonnenblumenkerne, Mohn oder Pinien können in Einzelfällen ebenfalls potente Allergene darstellen.

Allergenarmes Kochen für Nuss- und Erdnussallergiker

Erdnuss und Haselnuss behalten auch nach Erhitzen und Verarbeiten ihre Allergenaktivität. Es bietet sich keine küchentechnische Möglichkeit, die allergene Potenz dieser häufigen Allergene zu reduzieren.

Bei Mandeln wird die Verträglichkeit durch Schälen erhöht. Mandeln lassen sich gut schälen, wenn man sie vorher blanchiert (mit kochendem Wasser überbrühen). Eine küchentechnisch gute Alternative zu Nüssen sind Kürbiskerne, die ein sehr seltenes Allergen darstellen und in gemahlener oder gehackter Form verarbeitet werden können. Geschmacklich sind sie zwar nicht mit Haselnüssen vergleichbar, bieten aber trotzdem eine interessante Variante.

Raffinierte Speiseöle sind allergenärmer als ernährungsphysiologisch hochwertige, kaltgepresste Öle	**Tipp**

Nuss- und Erdnussallergiker sollten auf das Öl der jeweiligen Nuss verzichten (z.B. Erdnussallergiker kein Erdnussöl), obwohl raffinierte Speiseöle entschleimt, entsäuert, gebleicht, desodoriert (von üblen Gerüchen befreit) und feinfiltriert (poliert) werden und nach diesem Prozedere als sehr allergenarm gelten. Es wird allgemein angenommen, dass raffinierte Öle allergologisch nicht relevant sind.

Nicht raffinierte Speiseöle werden durch Ausschmelzen und schonende mechanische Verfahren hergestellt. Sie sind gewaschen und/oder mit Wasserdampf behandelt, getrocknet und filtriert. Hochwertige, kaltgepresste Öle können also noch Eiweißbestandteile und damit Allergene enthalten.

Als Zusätze für Speisefette und Speiseöle werden insbesondere verwendet: β-Carotin, Palmöl, Tocopherole (Vitamin E), Ester der Ascorbinsäure und Zitronensäure. Als *nativ* bezeichnete Speisefette und -öle enthalten keine Zusätze.

In der Margarineindustrie werden bevorzugt Erdnussöl und Sojaöl eingesetzt. Einige wenige Produkte, die garantiert sojafrei sind bzw. deren Zusammensetzung allergikerfreundlich bekannt gegeben wird, sind im Bezugsquellenverzeichnis angeführt.

Deklaration von Nüssen und Samen

Auf der Zutatenliste von verpackten Lebensmitteln finden sich Nussallergene unter verschiedenen Bezeichnungen (Tab. 32).

Nüsse und Erdnüsse als verstecktes Allergen

Nüsse spielen eine wichtige Rolle als versteckte Allergene. Besonders Erdnuss kann bereits in geringen Mengen zu schwersten Reaktionen führen. Bei einem Provokationsversuch mit 100 µg Erdnussprotein konnten bereits milde Symptome ausgelöst werden (Hourihane, 1997). Solch geringe Mengen können natürlich auch unbeabsichtigt durch Verschleppung in ein Lebensmittel gelangen („Cross Contact"). Lebensmittelhersteller drucken Warnhinweise wie „kann Spuren von ..." auf die Verpackung, wenn eine Kontamination nicht ausgeschlossen werden kann. Diese Handhabung sollte allerdings eine „good Manufacturing Practice" nicht ersetzen und inakzeptable Herstellungsverfahren kaschieren.

Tabelle 32: Deklaration von Nüssen (H.C.Beck, Lebensmittelrecht)

Deklaration	Bemerkungen
Nüsse	hinter der Deklaration „Nüsse" stecken Haselnüsse oder Walnüsse
Geschälte Nüsse	von der Samenhaut befreite Nüsse
Mark z.B. Erdnussmark	durch Feinzerkleinerung von geschälten, gerösteten Ölsamenkernen hergestellte Paste; event. Zusatz von E 471 (Verdickungsmittel)
Marzipanrohmasse	geschälte Mandeln, Zucker
Persipanrohmasse	geschälte Mandeln, Aprikosenkerne, Pfirsichkerne, Zucker, Stärke
Makronenmasse	Marzipanrohmasse, Zucker, Hühnereiklar
Nussmakronenmasse	Nussrohmasse, Zucker, Eiklar
Marzipan	Marzipanrohmasse, Zucker, kann Glucosesirup oder Sorbit enthalten (ohne Deklaration bis 3,5%)
Persipan	Persipanrohmasse, Zucker, kann Glucosesirup oder Sorbit enthalten
Nougatmasse	geschälte Nusskerne oder Mandeln, Zucker, Kakaoerzeugnis (Kakaokerne, Kakaomasse, Kakaobutter, Schokolade), Gewürze, Lecithin

Die meisten Todesfälle durch anaphylaktische Reaktionen wurden durch Erdnüsse hervorgerufen (Vieths, 1994). Die Hauptquellen waren Keks (Plätzchen) und Kuchen. Erdnüsse sind vor allem Bestandteil der traditionellen ostasiatischen Küche (China, Vietnam, Indonesien).

Für Nussallergiker gilt also größte Vorsicht bei allen Lebensmitteln, die versteckte Nüsse enthalten könnten:

- Kuchen, Torten, Kleingebäck, Stollen, Lebkuchen, Kekse
- Nougat, Krokant, Schokolade, Schoko- oder Knusperriegel, türkischer Honig, Müslierzeugnisse, Schaumwaren, Waffeln, kandierte Früchte, Pralinen, Bonbons, Studentenfutter

- Creme, Pudding, Eis, Müsli, Mixgetränke, Nusskompott
- in manchen Wurstwaren, Pasteten
- Deutscher Weinbrand kann mit Auszügen von Walnüssen versetzt sein, Liköre
- Nussmus, Nussmark, Öle und Fette (z.B. Walnussöl), einige Käsesorten, einige Salate (z.B. Waldorfsalat)
- Erdnussöl in Milchformulas zur Fettanreicherung

Pollenassoziierte Nahrungsmittelallergien

In Deutschland stellen pollenassoziierte Nahrungsmittelallergien die häufigste Form allergischer Reaktionen auf Nahrungsmittel dar. Pollenassoziierte Nahrungsmittelallergien entstehen durch Kreuzreaktionen zwischen Pollen und Nahrungsmitteln, die Allergene enthalten, deren Struktur identisch oder zumindest sehr ähnlich ist (Abb. 7).

Stabilität der kreuzreaktiven Allergene

Eine inhalative Sensibilisierung kann zu einem oralen Allergiesyndrom des kreuzreagierenden Nahrungsmittels führen. Die Symptome sind Brennen im Mund, Schwellungen der Zunge, Taubheit der Lippen bis zu Schwellungen im Kehlkopfbereich, die Atemnot verursachen können. Pollenassoziierte Nahrungsmittelallergene können auch Beschwerden im Magen-Darm-Bereich verursachen oder bei Neurodermitikern die Haut verschlechtern.

Häufig ist ein saisonaler Einfluss auf die Symptomatik zu beobachten. Gerade während der Pollenflugzeit scheint das Allergen durch den Additionseffekt eine höhere Potenz zu haben. Dies sollte ein Hinweis für den Konsum von Obst und Gemüse nach Saison sein (Tab. 33).

Kreuzreaktionen zwischen Pollen und Nahrungsmitteln

Obst und Gemüse gelten generell als besser verträglich, wenn sie gut ausgereift geerntet werden. Erst gegen Ende der Reifung werden Säuren abgebaut und Zucker angereichert. Eine richtig ausgereifte Tomate schmeckt mild und süßlich. Unreif geerntete Früchte dagegen sind sauer und für die Schleimhäute eher belastend (Tab. 34). Nicht-klimakterische Früchte reifen nicht mehr nach, wenn sie zu früh geerntet werden, d.h. sie bleiben sauer (z.B. Orange). Für den Allergiker wesentlich ist die Tatsache, dass Allergene in verschiedenen Reifestadien unterschiedliche Potenz haben können. Diese Beobachtungen decken sich auch damit, dass der unreife schwarze Pfeffer häufiger Beschwerden verursacht als der reife, weiße Pfeffer.

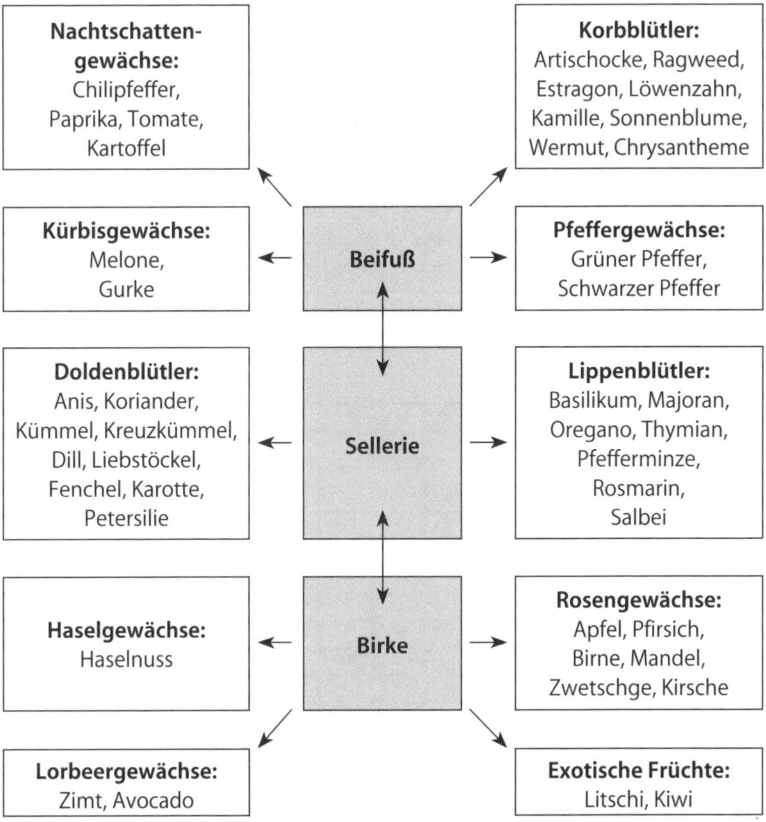

Abb. 7: Kreuzreaktionen zwischen Beifuß, Sellerie und Birkenpollen (modifiziert nach Wüthrich, 1995)

Tabelle 33: Obst und Gemüse nach Haupterntezeiten (Leitzmann, 1996)

Obstsorte	**Jan**	**Feb**	**Mär**	**Apr**	**Mai**	**Jun**	**Jul**	**Aug**	**Sep**	**Okt**	**Nov**	**Dez**
Ananas									•	•	•	•
Apfel	•	•	•						•	•	•	•
Orange	•	•	•	•	•	•					•	•
Aprikose						•	•	•				
Birne								•	•	•		
Mandarine	•											•
Erdbeere					•	•	•					
Grapefruit	•	•	•	•	•	•	•	•	•	•	•	•
Himbeere								•				
Holunder								•	•			
Johannisbeere							•	•				
Kirsche						•	•					
Pfirsich						•	•	•				
Pflaume								•	•	•		
Preiselbeere									•			
Quitten										•		
Stachelbeere							•					
Weintraube							•	•	•	•		

Gemüsesorte	**Jan**	**Feb**	**Mär**	**Apr**	**Mai**	**Jun**	**Jul**	**Aug**	**Sep**	**Okt**	**Nov**	**Dez**
Aubergine								•	•	•	•	•
Bohne, dicke						•	•					
Bohne, grüne						•	•	•				
Blumenkohl							•	•	•	•	•	
Brokkoli							•	•	•	•	•	
Chicorée	•								•	•	•	•
Chinakohl									•	•	•	
Erbsen					•	•						
Fenchel	•									•	•	•
Grünkohl	•	•								•	•	•
Gurken								•	•	•	•	
Kohlrabi				•	•	•	•					
Kürbis									•	•	•	
Karotten				•	•	•	•	•	•	•		
Paprika						•	•	•	•	•		
Rosenkohl	•	•							•	•	•	•
Rotkohl	•	•	•						•	•	•	•
Rote Beete	•	•						•	•	•	•	•
Schwarzwurzel	•									•	•	•
Spargel					•	•						
Spinat			•	•	•	•	•	•				
Tomate							•	•	•	•	•	
Weißkohl	•	•					•	•	•	•	•	•
Wirsing						•	•	•	•	•	•	•
Zucchini								•	•	•	•	

Tabelle 34: Reifeverhalten von Früchten (DGE, 1994)

klimakterische Früchte werden meist unreif geerntet und unter bestimmten Bedingungen nachgereift	**nicht-klimakterische Früchte** werden vollreif geerntet, da sie nicht mehr nachreifen
Apfel	Aubergine/Melanzani
Avocado	Brombeere
Banane	Erdbeere
Birne	Himbeere
Feige	Gurke
Heidelbeere	Paprika
Kiwi	Kirsche
Aprikose	Weintraube
Nektarine	Orange
Pfirsich	Grapefruit
Pflaume	Mandarine
Tomate	Zitrone
Wasser-, Zuckermelone	

Sellerie-Karotten-Beifuß-Gewürz-Syndrom

Das Sellerie-Karotten-Beifuß-Gewürz-Syndrom betrifft, wie der Name beschreibt, Gemüse und Kräuter. Gemüse wird in den meisten Fällen in erhitzter Form gut vertragen. Es gibt jedoch auch Hinweise, dass Knollensellerie, Stangensellerie oder auch Karotten hitzestabile Allergene enthalten (Ballmer-Weber, 2000; Wüthrich, 1995).

Das komplette Meiden dieser Gemüsesorten ist in der Praxis sehr aufwendig, da fast jede „Brühe" Sellerie und Karotten enthält. Sellerieallergiker haben außerdem eine schlechte Prognose: die Sellerieallergie bleibt meistens lebenslang bestehen.

Die Allergene in Gewürzen sind überwiegend hitzestabil. Viele Kräuter werden auch zur Teebereitung verwendet. Es kann hierbei schon der Dampf (z.B. Kamille) allergische Symptome auslösen. Als äußerst gut verträgliche Teesorten gelten Grüner Tee, Himbeerblätter-, Brombeerblättertee (keine Pollen-Kreuzreaktionen bekannt) und Melissentee.

Tabelle 35: Kreuzreaktionen zwischen Beifußpollen und Nahrungsmitteln

Pollen	Kreuzreaktive Nahrungsmittel
Beifußpollen	rohes Gemüse: Knollensellerie, Karotte, Paprika, Fenchel, Artischoke erhitztes Gemüse: Stangensellerie, Selleriegewürz Gewürze: Anis, Kümmel, Koriander, Dill, Liebstöckl, Basilikum, Oregano, Majoran, Thymian, Estragon, Zimt, Petersilie, schwarzer und grüner Pfeffer, Paprika, Senf, Kardamon, Ingwer, Muskat, Knoblauch, Curry Tee: Pfefferminze, Kamille Obst: Mango, Kiwi, Litschi, Avocado

Birkenpollenassoziierte Nahrungsmittelallergie

Birkenpollenassoziierte Nahrungsmittelallergie wird auch „Frischobstallergie" genannt, da die meisten kreuzreagierenden Allergene von Birkenpollen und Obst hitzelabil sind. Erhitztes Obst – als Kompott oder Kuchen – wird gut vertragen. Außerdem kann man Äpfel in der Mikrowelle bei 600 Watt eine Minute vorbehandeln, wodurch der Apfel für 9 von 10 Apfelallergikern verträglich wird. Um zu wissen, ob man nun nicht vielleicht jener 10. ist, empfiehlt es sich, den Apfel auf der Unterlippe zu reiben und 15 Minuten zu warten. Entwickelt sich kein Juckreiz, Brennen oder Schwellung der Lippe, so kann dieser Apfel unbedenklich gegessen werden (Jarisch, 1999). Meist sind neben Obst noch Hasel- oder Walnüsse betroffen, die allerdings auch geröstet oder mitgebacken Beschwerden machen. Auch Bienenhonig kann für Pollenallergiker eine Allergenquelle darstellen, da er immer Pollenreste enthält. Eine Alternative stellt echter Waldhonig, Rübenkraut oder selbsthergestelltes Fichtenwipfelgelee dar (vgl. Süßungsmittel und Rezepte).

Tabelle 36: Kreuzreaktionen zwischen Birkenpollen und Nahrungsmitteln

Pollen	Kreuzreaktive Nahrungsmittel
Birkenpollen	rohes Obst: Apfel, Birne, Pfirsich, Kirsche, Zwetschge, Kiwi rohes Gemüse: Knollensellerie, Karotte Nüsse: Haselnuss, Walnuss Gewürze: Zimt

Bei Äpfel konnten auch Sortenunterschiede gefunden werden (siehe Abb. 8). Viele Apfelallergiker haben solche Beobachtungen gemacht, die in letzter Zeit auch wissenschaftlich bestätigt wurden. Die Allergene liegen im Obst, wie auch im Getreide, dicht unterhalb der Schale und das Schälen entfernt den Großteil dieser Allergene. Oft werden dadurch falsche Schlüsse gezogen und die Unverträglichkeit wird den Spritzmitteln zugeschrieben oder der „haarigen“ Schale des Pfirsichs.

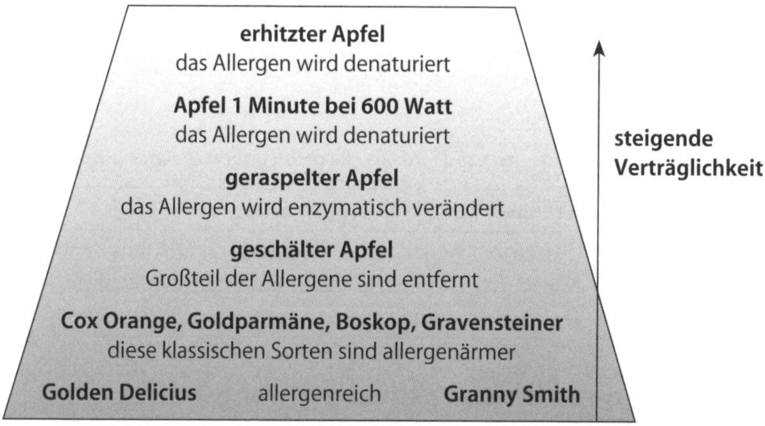
erhitzter Apfel
das Allergen wird denaturiert
Apfel 1 Minute bei 600 Watt
das Allergen wird denaturiert
geraspelter Apfel
das Allergen wird enzymatisch verändert
geschälter Apfel
Großteil der Allergene sind entfernt
Cox Orange, Goldparmäne, Boskop, Gravensteiner
diese klassischen Sorten sind allergenärmer
Golden Delicius
allergenreich
Granny Smith
steigende Verträglichkeit

Abb. 8: Verträglichkeitspyramide des Apfels (Buchart, 2000)

Wird der geschälte Apfel dann noch geraspelt, so können fruchteigene Enzyme (Polyphenoloxidasen) zu einer Denaturierung und Inaktivierung der Allergene führen.

Hitze macht den Apfel auf jeden Fall verträglicher. Tiefkühlen oder Trocknen erhalten die Allergene im Apfel relativ gut, wie von einigen Arbeitsgruppen in vitro gezeigt werden konnte (Aulepp, 1992). Apfel ist also nicht gleich Apfel – Betroffene sollten sich über die kleinen Unterschiede in Sorte und Verarbeitung genau informieren.

Traubenkraut-Melone-Syndrom

Weniger häufig wurde in unseren Breiten das Traubenkraut(Ragweed)-Melone-Syndrom beobachtet. Bemerkenswert ist die Tatsache, dass dieses Syndrom ausgerechnet mit als harmlos eingestuften Lebensmitteln korrespondiert.

Tabelle 37: Kreuzreaktionen zwischen Traubenkrautpollen und Nahrungsmitteln (Jäger, 1998)

Pollen	Kreuzreaktive Nahrungsmittel
Traubenkrautpollen	Obst: Melone, Banane, Mango Gemüse: Zucchini, Gurke

Gräserpollen-Getreide-Kreuzreaktionen

Bei Gräser- und Getreidepollenallergikern überwiegen Sensibilisierungen gegenüber Getreide, aber auch Hülsenfruchtsensibilisierungen sind nicht selten.

Tabelle 38: Kreuzreaktionen zw. Gräser-, Getreidepollen u. Nahrungsmitteln

Pollen	Kreuzreaktive Nahrungsmittel
Gräserpollen	Getreide: Roggen, Weizen unerhitzt (Frischkornbrei) Hülsenfrüchte: Erbse, Erdnuss, Linse, Sojabohne Gemüse: Tomate

Deklaration von kreuzreaktiven Nahrungsmittel

Auf der Zutatenliste von verpackten Lebensmitteln finden sich kreuzreaktive Allergene unter verschiedenen Bezeichnungen (Tab. 39). Die Deklarationen für Nüsse sind in Tabelle 32 und für Getreide in Tabelle 29 angegeben.

Tabelle 39: Deklaration von kreuzreaktiven Nahrungsmittelallergenen

Deklaration	Einteilung	Bemerkungen
Curry	Gewürz-mischungen	Curry ist eine nicht-standardisierte Gewürzmischung, die unterschiedliche Zutaten enthalten kann; die Bezeichnung „Mischung“ muss bei einer Gewürzmischung nicht auf der Zutatenliste stehen
Suppen-gewürz		auch als Suppengrün bezeichnet, nicht standardisiert, meist Sellerie, Petersilienwurzel, Karotte, Petersilienblatt

Die Bedeutung der kreuzreaktiven Nahrungsmittel für die Nährstoffversorgung

Die Praxis zeigt, dass eine massive allergische Reaktion durch Nahrungsmittel viel Angst bei dem Betroffenen hervorruft. Als Konsequenz werden häufig ganze Lebensmittelgruppen gemieden, um einer weiteren Reaktion sicher aus dem Weg zu gehen. Dieses Vorgehen führt wiederum zu einseitigen Ernährungsweisen und Nährstoffunterversorgungen. Pollenassoziierte Nahrungsmittelallergien erzeugen Angst vor rohem Obst und Gemüse.

Nach eigenen Untersuchungen haben Patienten mit pollenassoziierten Nahrungsmittelallergien eine tendenziell niedrigere Aufnahme von hitzeempfindlichen Vitaminen. In Einzelfällen, wenn kaum rohes Obst oder rohes Gemüse gegessen wird, kann es zu einer marginalen Versorgung (leichten Unterversorgung) von Folsäure und/oder Vitamin C kommen (Buchart, 2000). Daher sollte vor allem auf Konsum von rohen Blattsalaten geachtet werden, da hier keine Kreuzreaktionen zu Pollen zu befürchten sind. Kartoffeln sind eine ausgezeichnete Vitamin C-Quelle, wenn sie schonend (in der Schale gedämpft) zubereitet werden. Das liegt vor allem daran, dass Kartoffeln in relativ großen Mengen konsumiert werden können.

Tabelle 40: Alternative Quellen für Nährstoffe in pollenassoziierten Nahrungsmitteln

Nährstoff	**alternative Quelle**
Folsäure	alle grünen Blattsalate
Vitamin C	Kartoffeln

Latexassoziierte Nahrungsmittelallergie

Verschiedene Pflanzen enthalten Eiweiße, die in bestimmten Sequenzen ähnlich aufgebaut sind wie Latexproteine. Dadurch kann, auch wenn keine botanische Verwandtschaft besteht, eine Kreuzallergie ausgelöst werden. Beim Kochen wird diese Struktur zerstört, so dass sich diese Kreuzreaktionen nur auf das rohe Nahrungsmittel beschränken.

Außerdem konnte eine Kreuzreaktivität zwischen Papain und Latex festgestellt werden (ÖGE, 1999). Papain ist ein eiweißspaltendes Enzym, das zunehmend in der Lebensmittelindustrie (Zartmacher für Fleisch; in Deutschland verboten), aber auch in der pharmazeutischen und kosmetischen Industrie Verwendung findet.

Tabelle 41: Kreuzallergene zu Naturlatex

Lebensmittelgruppe	Kreuzallergen
rohes Obst	Banane, Kiwi, Pfirsich, Feige, Passionsfrucht, Papaya, Ananas, Mango, Honigmelone, Avocado
rohes Gemüse	Tomate, Paprika, Sellerie
Kohlenhydratquellen	rohe Kartoffel, Buchweizenmehl, Marone

Bei rohen Kartoffeln und Tomaten lassen sich z.T. positive Hauttest- bzw. Blutbefunde erheben. Es gibt aber bisher keine Berichte, dass der Verzehr dieser Nahrungsmitteln zu Reaktionen führt (Ehlers, 2000/3). Am häufigsten fand man ein orales Allergiesyndrom (Schwellungen im Mundbereich). Aber es wurden bei Honigmelone, Banane und Avocado auch schon anaphylaktische Reaktionen dokumentiert.

Allergenarmes Kochen für Latexallergiker

Gefahr für Latexallergiker bergen vor allem Obst und Nüsse, Lebensmittel, die bevorzugt roh gegessen werden. Kartoffeln sollten am besten in der Schale gegart werden (Pellkartoffeln), um nicht mit den nativen Proteinen in Kontakt zu kommen.

Kartoffeln sollten in der Schale im Druckkochtopf gegart werden: das schont die Nährstoffe und vermeidet den Kontakt mit der rohen Kartoffel.

Tipp

Auch aus ernährungsphysiologischer Sicht ist das Dampfgaren im Druckkochtopf in der Schale die schonendste Zubereitungsart. Dadurch werden Kreuzallergene denaturiert, hitzeempfindliche Vitamine geschont und wasserlösliche Nährstoffe nicht ausgelaugt.

Hausstaubmilbenassoziierte Nahrungsmittelallergene

Zwischen Hausstaubmilben und Krusten- und Weichtiere konnten relevante Zusammenhänge festgestellt werden (Behr-Völtzer, 2002). Verantwortlich hierfür sind bestimmte Muskelproteine, sogenannte Tropomyosine (Daul, 1994).

Tabelle 42: Kreuzallergene zu Hausstaubmilben

	Lebensmittel
Hausstaubmilben	Krustentiere: Krabbe, Garnele, Hummer, Scampi, Krebs Weichtiere: Muschel, Schnecke, Auster

Nickelallergie

Ute Körner

Nickel ist ein Metall, auf das sehr viele Menschen allergisch reagieren. Es zählt zu den sogenannten Kontaktallergenen. Weibliche Personen sind wesentlich häufiger von einer Nickelallergie betroffen. In den meisten Fällen wurden diese allergischen Reaktionen beim Ohrlochstechen sowie durch das Tragen von nickelhaltigem (Mode-) Schmuck ausgelöst.

> Zur Vorbeugung von Nickelkontaktekzemen wurde für Gegenstände, die dauerhaft mit der Haut in Kontakt sind, eine Höchstmenge für die Freisetzung von Nickel festgelegt. (7. VO zur Änderung der Bedarfsgegenstände-VO §6/23.06.2000)
>
> **Tipp**

Gewöhnlich werden Nickelionen wie auch andere Auslöser eines Kontaktekzems über die Haut aufgenommen und führen bei längerem Kontakt und entsprechend empfindlichen Personen zu einer allergischen

Spätreaktion: nach ein bis zwei Tagen entwickelt sich ein Ekzem an der ehemaligen Kontaktstelle. Die Diagnose erfolgt durch einen speziellen Hauttest (Epikutantest).

In den 1- und 2-Euro-Münzen sind 25% Nickel enthalten!	**Vorsicht!**

Doch nicht nur durch äußeren Kontakt kann eine Nickelallergie ausgelöst werden. Auch Tabakrauch und bestimmte Nahrungsmittel sind häufige Nickelquellen im Alltag. Speziell bei Personen, die bereits länger und sehr stark über den Hautkontakt mit Nickelionen sensibilisiert sind, kann es durch die Zufuhr von Nickel über die Nahrung zu einer Auslösung oder Verstärkung von Hautreaktionen kommen. Weitere Beschwerden können Müdigkeit (besonders nach Kaffee- oder Teegenuss), Migräne, Gehörgangsekzeme, Kopfjucken, Haarausfall oder Gelenkschmerzen sein.

Nickelgehalt in Nahrungsmitteln

Nickel ist als Spurenelement in Nahrungsmitteln pflanzlichen und tierischen Ursprungs weit verbreitet. Eine völlig nickelfreie Kost ist deshalb nicht möglich.

Der Nickelgehalt in Nahrungsmitteln kann stark schwanken: Je nach Standort (Zusammensetzung des Bodens, Ausmaß industrieller Luftverschmutzung), Pflanzenart und -alter sowie den verwendeten Pflanzenteilen, resultieren unterschiedlich hohe Nickelmengen. Die in Tabelle 43 angegebenen Mengen sind lediglich Mittelwerte und können deshalb nur als grobe Orientierungshilfe für eine nickelarme Diät dienen. Wurden bei einem Nahrungsmittel sehr unterschiedliche Werte analysiert, ist in der Tabelle der bisher geringste und der bisher höchste gefundene Nickelgehalt angegeben (Beispiel Weizenvollkornbrot).

Tabelle 43: Nickelreiche Nahrungsmittel

Nahrungsmittelgruppe	Beispiele	Nickelgehalt in µg/100g
Kakaoprodukte[1]	Kakaopulver, stark entölt	1480
	Edelbitterschokolade	460
	Vollmilchschokolade	280

Hülsenfrüchte	Sojabohnen, trocken Linsen, trocken Bohnen (weiß, trocken) Erbsen, trocken Erdnuss	480 300 180 (70 - 500) 90 200
Nüsse	Pekanuss Cashew-Nuss süße Mandel, Walnuss Haselnuss	1500 (900 - 2000) 500 130 120
Samen	Sonnenblumenkerne Leinsamen Mohn	310 190 130
Getreide	Getreidekörner (Roggen, Hafer, Amaranth, Hirse, Mais, Weizen und Buchweizen) Haferflocken Weizenvollkornbrot	20 - 270 170 (132 - 470) 17 (14 - 133)
Gemüse	Blumenkohl, Broccoli, Chinakohl Petersilie	3 - 100 55 (30 - 150)
Schalentiere[2]	Muscheln Austern, je nach Fanggebiet	30 - 340 9 - >100

mod. nach Souci SW, Fachmann W, Kraut H, 2000; Knezevic G, 1995[1], Scherz H, 1997[2]

Nickelarmes Kochen

Bei Obst, Gemüse, Kartoffeln und Getreide reichert sich Nickel besonders stark in der Haut bzw. in der Schale an, so dass diese Nahrungsmittel zumindest in der diagnostischen Phase der nickelarmen Kost (siehe unten) geschält werden sollten. Vollkornbrot kann wesentlich mehr Nickel enthalten als Brot aus niedrig ausgemahlenen Mehlsorten (siehe auch Kap. Getreideallergene).

Das Schälen von Obst, Gemüse, Kartoffeln und Getreide verringert deutlich den Nickelgehalt!	**Tipp**

Während der Zubereitung von Speisen in Geschirr aus Chrom-Nickelstahl kann es zur Erhöhung des Nickelgehaltes kommen. Das Ausmaß der Nickelfreisetzung ist dabei abhängig von der verwendeten Stahllegierung sowie dem Säuregehalt, der Temperatur und der Einwirkzeit der Nahrungsmittel auf das Metall. Besonders bei Verwendung von älterem Kochgeschirr aus rostfreiem Stahl können beachtliche Mengen an Nickel aus dem Geschirr in die Nahrungsmittel übergehen. Neuere Edelstahltöpfe geben – jedenfalls laut Hersteller – kein Nickel mehr an die Nahrungsmittel ab.

Das Kochgeschirr sollte vorrangig aus Email, Glas, Glaskeramik, Ton oder speziellem nickelfreiem Material (NAHRATH Gourmet® oder Silargan®) bestehen. Das gilt insbesondere für säurehaltige Nahrung wie Rhabarber, Spinat, Sauerkraut, Zitronen oder Johannisbeeren.	**Tipp**

Kaffee wird am besten im Plastikfilter selbstaufgebrüht. Kaffee aus der Metall-Kaffeemaschine kann bis zu zehnmal mehr Nickel enthalten. Schwarzer Tee enthält laut Analysenwerte sehr viel Nickel, die Daten beziehen sich jedoch auf den Nickelgehalt in Teeblättern. Im fertigen Teegetränk sind die Werte – je nach Aufguss – wesentlich geringer.

Für die Heißwasserzubereitung eignen sich Heizkocher mit einer Heizplatte besser als solche mit innen liegenden Heizspiralen. Besonders beim Entkalken der Geräte kann der Nickelwert im Wasser auf mehrere hundert Mikrogramm ansteigen.

Auch im Trinkwasser kann korrosionsbedingt die Nickelmenge steigen, allerdings nur unmittelbar nach Aufdrehen des Hahns, wenn das Wasser über längere Zeit in der Leitung gestanden hat.

Erst duschen oder Blumengießen, dann Wasser aus der Leitung trinken.	**Tipp**

In Konservendosen sind Nahrungsmittel nicht zusätzlich mit Nickel belastet. Sicherheitshalber sollten bei säurehaltigen Produkten wie Sauerkraut, sauer eingelegte Gurken und Gemüse Gläser bevorzugt werden.

Nickelarme Kost

Diese Kostform ist sowohl Bestandteil der Diagnostik als auch der Therapie. Nach einer vier- bis sechswöchigen nickelarmen Kost (diagnostische Phase) sollte durch einen Provokationstest überprüft werden, ob diese Kostform auch therapeutisch weitergeführt werden muss.

Eine nickelarme Kost zur Therapie ist nur nach positivem Provokationstest gerechtfertigt! **Wichtig!**

In der nickelarmen Kost gelten zunächst alle Nahrungsmittel als ungeeignet, die Nickel besonders gut anreichern können (siehe auch Tabelle 43). Außerdem spielt die individuelle Toleranzschwelle, ab der Symptome auftreten, eine Rolle. Daher kommt es nicht nur auf die Verzehrsmenge eines einzelnen Nahrungsmittels an, sondern auch auf die Summe aller verzehrten nickelhaltigen Nahrungsmittel. Da mehr als die Hälfte der aufgenommenen Nickelmenge auf den Verzehr von Getreideprodukten, Kartoffeln und Gemüse zurückgeführt wird, sollten diese Lebensmittel in der diagnostischen Phase mengenmäßig auf jeweils 200 g pro Tag begrenzt werden (Tabelle 44).

Tabelle 44: Nickelarme Kost

ungeeignet		**geeignet**
Vollkornprodukte wie Vollkornmehl, Vollkornbrot, Vollkornkekse, Getreidekörner, Keimlinge, Kleie, Müsli, Haferflocken, Cornflakes,	Getreideprodukte	Brot bis 200g/Tag ohne Samen: Weizenmischbrot (hell) Weizenbrot mit Weizenmehl Typ 550 Roggenbrot mit Roggenmehl Typ 815 Weizenstärke, -grieß
Vollkornnudeln		Nudeln, Reis, bis 200g/Tag (gekocht): helle Nudeln (Weizenmehl Typ 405 – 550) Naturreis, Parboiled Reis geschälte Kartoffeln ≤ 200g/Tag
Pellkartoffeln	Kartoffeln	Kartoffelstärke

Hülsenfrüchte (z.B. Sojabohnen, Linsen, weiße Bohnen, Erbsen) Blumenkohl, Broccoli, Chinakohl, säurehaltige Konserven (Sauerkraut, Gurken, Tomaten)	Gemüse Salate	Gemüse frisch, tiefgekühlt oder in Dosen (außer links stehende Sorten), 200g/Tag, z.B.: Grünkohl, Spinat, Spargel, Auberginen, Gurken, Karotten, Schnittbohnen, Porree (Lauch), Radieschen Kopfsalat, Sellerie; Petersilie bis 1 TL/Tag
Trockenobst	Obst	Obst frisch oder tiefgekühlt, geschält, sowie Obstkonserven bis 200g/Tag
Kaffee aus der Kaffeemaschine, starker schwarzer Tee aus Blättern, Kakao, gestandenes Wasser aus der Leitung, alkoholische Getränke	Getränke	Max. 2 Tassen Kaffee (selbstaufgebrüht mit Plastikfilter), dünner schwarzer Tee (Teebeutel). Achtung Wasserkocher! Trinkwasser nach Ablauf der ersten Menge, Mineralwasser, Fruchtsäfte
alle Nüsse, Erdnüsse, Pistazien und Ölsamen (Mohn, Sesam, Leinsamen, Sonnenblumenkerne)	Nüsse Samen	
Schokolade, Mandeln, Nüsse, Erdnüsse, Marzipan, Persipan, Nougat, Müsli-Riegel, Lakritz, Popcorn	Süßwaren	Weich- und Hartkaramel, Gummibärchen, Eis (v.a. Milcheis, kein Schokoladen- oder Nusseis), Pudding, Kuchen und Gebäck aus Weizenmehl Typ 405 bis 550, Reiswaffeln (ohne Samen)
Nuss-Nougatcreme, Erdnusscreme, -butter, vegetarische Brotaufstriche	Brotaufstriche	Marmelade Honig

	Fette	alle
	Milch-produkte	alle
	Eier	Eier frisch, 1-2 pro Woche
Innereien, Wurstwaren mit hohem Anteil Innereien	Fleisch Wurst	alles (außer Angaben links)
Hecht	Fisch	alle anderen Fischsorten (frisch oder tiefgekühlt)
Austern, Muscheln, Hummer	Krusten- und Schaltentiere	Krabben, Garnelen
Hefetabletten Feinkostprodukte: Ketchup, Fertig-dressing, Essig	Sonstiges	kleine Mengen Backhefe (z.B. im Kuchen) selbstzubereitete Feinkost-produkte aus frischen oder tiefgekühlten Zutaten, Essig, der nicht in Edelstahlbehältern gelagert wurde: z.B. Aceto de Balsamico di Modena
Töpfe aus Chrom-Nickel-Stahl (Edel-stahl), insbesondere ältere Töpfe in Kombination mit säurereichen Lebensmitteln (Rhabarber, Spinat, Johannisbeeren, Essig)	Kochgeschirr	abriebfestes und temperatur-beständiges Geschirr aus Emaille, Glas und -keramik, Ton, Teflon oder Kunststoff, spezielles nickelfreies Koch-geschirr

Anschließend beginnt in Absprache mit einer Ernährungsfachkraft der individuelle Kostaufbau. Hierbei sollten bisher gemiedene, jedoch ernährungsphysiologisch wertvolle Nahrungsmittel (z.B. Pellkartoffeln, Broccoli) versuchsweise wieder in die Kost aufgenommen werden, um ihre individuelle Verträglichkeit zu prüfen. Außerdem ist eine bedarfsgerechte Steigerung der bisher mengenbegrenzten Lebensmittel anzustreben.

Während der diagnostischen Phase und während des Kostaufbaus sollte ein Patiententagebuch (siehe auch Kapitel Diagnostik) geführt werden. Die nickelarme Kost ist gegebenenfalls der individuellen Diagnose (z.B. weitere Allergien) und den Ernährungsgewohnheiten anzupassen.

Die Bedeutung nickelreicher Nahrungsmittel für die Nährstoffversorgung

Nickel zählt zu den essentiellen Spurenelementen. Der Schätzwert für eine angemessene tägliche Zufuhr beträgt 25 – 30 µg pro Tag (DACH-Referenzwerte für die tägliche Nährstoffzufuhr, 2000) und wird mit großer Wahrscheinlichkeit auch bei einer nickelarmen Kost erreicht.

Die empfohlene Einschränkung und das Schälen von nickelreichen Lebensmitteln wie Getreideprodukten, Kartoffeln, Obst und Gemüse kann die Versorgung mit Folsäure und Ballaststoffen gefährden. Magnesium, Kalium und β-Carotin können an der unteren Grenze liegen. Besonders folsäurereiche Nahrungsmittel wie Blumenkohl, Hülsenfrüchte und Innereien sind gleichzeitig auch nickelreich. Geeignete nickelarme Gemüsesorten sollten deshalb im Rahmen der erlaubten Mengen regelmäßig gegessen werden. Folsäureverbindungen sind wasserlöslich, lichtempfindlich und hitzelabil. Deshalb sollte eine möglichst nährstoffschonende Zubereitung wie kurzes Dünsten in wenig Wasser bevorzugt werden.

Die mit einer nickelarmen Kost verbundene niedrige Ballaststoffzufuhr kann zur Verstopfung führen. Gegebenfalls können Milchzucker und/oder probiotische Milchprodukte bzw. Oligofructose hilfreich sein.

Tabelle 45: Alternat. Quellen f. Nährstoffe in nickelreichen Nahrungsmitteln

Nährstoff	alternative Quelle
Folsäure	Grünkohl, Spinat, Spargel, Porree (Lauch), Kopfsalat, Karottenrohkost, Knollensellerie, Schnittbohnen, Hühnerei (v.a. Eigelb)
Magnesium	magnesiumhaltige Mineralwässer (mind. 50 mg/l), Schnittbohnen, Beerenobst, Milch- und Milchprodukte, Geflügel, Fisch
Kalium	Banane, Aprikose, Kartoffeln
β-Carotin	Karotte, Grünkohl, Spinat, Aprikose, Honigmelone, Mango

Die individuelle Versorgungslage mit Folsäure, Magnesium, Kalium und β-Carotin sollte anhand eines Ernährungsprotokolls überprüft werden.

Nahrungsmittelintoleranzen

Lactoseintoleranz

Bei Milchzuckerunverträglichkeit ist das Enzym Lactase im Darm vermindert aktiv bzw. inaktiv. Dadurch wird der Milchzucker (Lactose) nicht mehr gespalten und es kommt zu Blähungen und Durchfällen. Häufig wird Lactoseintoleranz als Milcheiweißallergie fehlerkannt (Buslau, 1998). Das Ausmaß der Milchzuckerunverträglichkeit kann sehr unterschiedlich sein: einzelne lactoseintolerante Patienten haben bereits bei kleinsten Mengen Milchzucker (1 bis 2 g) Beschwerden und müssen lactosefreie Kost einhalten.

Der überwiegende Teil der Patienten bleibt unter lactosearmer Kost (8 bis 10 g) symptomfrei, d.h. 100 g Joghurt oder 100 g Quark oder 1 EL Milch in der Sauce werden gut vertragen.

Hart-, Schnitt-, Weich- und Sauermilchkäse sind praktisch lactosefrei und können somit auf dem Speiseplan bleiben. Sauermilchprodukte (Joghurt, Quark, Buttermilch, Sauermilch) werden trotz des relativ hohen Milchzuckergehaltes meist gut toleriert, da die Bakterienstämme des Milchproduktes im Darm erhebliche Mengen Milchzucker abbauen können (Kasper, 1996).

Der Handel bietet heute bereits lactosefreie Milch, Obers bzw. Sahne und Joghurt an (siehe Bezugsquellenverzeichnis). In diesen Produkten ist der Milchzucker schon in die beiden Monosaccharide Glucose und Galactose gespalten. Der Restlactosegehalt liegt unter 0,1%, sodass ein beschwerdefreier Genuss gewährleistet ist. Geruch und Geschmack dieser Produkte sind entsprechend den Zuckerarten verändert gegenüber herkömmlichen Milchprodukten.

Das Enzym Lactase ist in gefriergetrockneter Form im Handel erhältlich und kann als Pulver in Milchprodukte eingerührt werden. Eine derartige Lactasesubstitution stellt eine mögliche Alternative zu den lactosefreien Milchprodukten dar.

Lactose wird vielen Lebensmitteln als Bindemittel zugesetzt.	**Vorsicht!**

Vielen Lebensmitteln wird Milchzucker als Bindemittel zugesetzt und sie werden dadurch zur Lactosequelle (Tab. 47).

Tabelle 46: Lactosegehalt von Milchprodukten (Kasper, 1996)

Milchprodukt g	**Lactose/100 g**
Kuhmilch (Frischmilch, H-Milch)	4,8
Dickmilch	3,7 - 5,3
Joghurt	3,7 - 5,6
Kefir	3,5 - 6,0
Buttermilch	3,5 - 4,0
Sahne süß/sauer	2,8 - 3,6
Kondensmilch 4 - 10% Fett	9,3 - 12,5
Butter	0,6
Butterschmalz (Butterreinfett)	0
Milchpulver	38 - 51
Molke	2,0 - 5,2
Desserts (Grießbrei, Pudding, Milchreis)	3,3 - 6,3
Eiscreme	5,1 - 6,9
Sahneeis	1,9
Magerquark	4,1
Speisequark 10 - 70% F.i.T.	2,0 - 3,8
Hüttenkäse	2,6
Schmelzkäse	2,8 - 6,3
Hartkäse, Schnittkäse, Weichkäse: Emmentaler, Bergkäse, Reibkäse, Parmesan, Alpkäse, Edamer, Gouda, Tilsiter, Stauferkäse, Steppenkäse, Trapistenkäse,Appenzeller, Backsteiner, Brie, Camembert, Chester, Edelpilzkäse, Schafskäse, Jerome, Limburger, Romadur, Mozzarella, Münsterkäse, Raclette, Räucherkäse, Butterkäse, Esrom, Sauermilchkäse (z.B. Harzer)	weitgehend lactosefrei

Tabelle 47: Versteckter Milchzucker in Lebensmitteln

Deklaration	Vorkommen
Milchzucker Lactose Milchpulver Magermilchpulver	*Beachten bei lactosearmer- u. lactosefreier Kost:* Milchspeiseeis, Milchschokolade, Sahnebonbons, Karamelbonbons, Nougat, Pralinen, div. Riegel, Backmischungen, Kartoffelpüreepulver, Instant-Suppen, Instant-Saucen, Instant-Cremes, Fertiggerichte *Beachten bei lactosefreier Kost:* Wurstwaren, Butter, Margarine, Süßstofftabletten, Kleietabletten, Medikamente

Die Bedeutung der lactosereichen Lebensmittel für die Nährstoffversorgung

Bei lactosearmer Kost, die 8 bis 10 g Lactose pro Tag erlaubt, kann Käse uneingeschränkt und Sauermilchprodukte in kleinen Mengen gegessen werden. Dadurch ist die Versorgung mit kritischen Nährstoffen in jedem Fall gesichert.

Im Falle einer lactosefreien Kost (< 1 g Lactose pro Tag) sollten zur Sicherung der Nährstoffversorgung lactosefreie Milchprodukte eingesetzt werden.

Histaminintoleranz

Histamin ist eine körpereigene Substanz, die beim Auftreten allergischer Reaktionen eine zentrale Rolle spielt. Es gehört in die Gruppe der biogenen Amine, wie beispielsweise auch Tyramin, Tryptamin, Putrescin oder Cadaverin, die aus Aminosäuren (kleinste Eiweißbausteine) gebildet werden.

Histamin entsteht im Stoffwechsel aus der Aminosäure Histidin und hat verschiedene physiologische Funktionen. Unter anderem stimuliert Histamin die Salzsäuresekretion im Magen, senkt den Blutdruck, steigert die Darmperistaltik und stellt einen Entzündungsmediator dar.

Das über den Darm zugeführte Histamin wird normalerweise in den Enterozyten im Darm durch die Diaminooxidase (DAO) schnell abgebaut und kann daher nicht ins Blut gelangen. Ein weiteres histaminabbauendes Enzym (N-Methyltransferase) tritt in Magen und Darm in Aktion, wenn exogenes Histamin dennoch über die Darmschleimhaut ins Blut gelangt oder wenn endogenes Histamin anfällt.

Ein Mangel an Diaminooxidase kann dazu führen, dass Histamin aus Nahrungsmitteln Symptome wie Brennen der Zunge, Gesichtsrötung, Kopfschmerzen, Lidschwellung, Schwellung der Finger, Durchfall, Juckreiz, Herzrhythmusstörung, Dysmenorrhoe (zyklusabhängige Beschwerden) oder Asthma hervorruft. Die eindruckvollsten Beobachtungen werden mit Rotwein gemacht, da das Histamin aus Flüssigkeiten effektiver resorbiert wird, der Alkohol zusätzlich die Durchlässigkeit der Schleimhäute erhöht, die DAO hemmt und die Freisetzung von endogenem Histamin fördert. Tabelle 48 zeigt die Hitliste der histaminreichen Lebensmittel.

Tabelle 48: Die histaminreichsten Lebensmittel (Jarisch, 1999)

Die histaminreichsten Lebensmittel	**Histamingehalt in mg/kg (max)**
Hartkäse	bis 1200 (2500)
Fischkonserven	bis 300 (1500)
Oberflächenschimmelkäse (Camembert)	bis 300 (600)
Roher Schinken	bis 300
Salami	bis 280
Sauerkraut	10 – 200
Gouda, Edamer	bis 200 (900)
Blau- und Grünschimmelkäse	bis 80
Spinat	30 – 60
Tomate (Ketchup)	22

Histamin kann sich in Nahrungsmitteln unter bestimmten Bedingungen anreichern: es entsteht entweder durch bakteriellen Abbau der Aminosäure Histidin oder wird durch Mikroorganismen selbst gebildet. Je länger das Nahrungsmittel gelagert oder gereift wird, desto mehr Histamin entsteht. Daher sind die angegebenen Analysen immer nur Momentaufnahmen.

Tabelle 49: Die histaminreichsten Alkoholika (Jarisch, 1999)

Die histaminreichsten Lebensmittel	**Histamingehalt in µg/kg (max)**
Rotwein	60 – 2200 (13.000)
Weißwein	3 – 120
Sekt, Champagner	bis 670
Weizenbier	120 – 300
Alkoholfreies Bier	15 – 40

Einige Lebensmittel fungieren außerdem als sogenannte „Histaminliberatoren", d.h. sie fördern die körpereigene Histaminausschüttung. Dieser Effekt wurde besonders bei Schokolade, Kakao, Zitrusfrüchten, Nüssen (Walnüssen), Erdbeeren und überreifen Bananen beobachtet.

Es gibt aber auch Hinweise, dass Ananas, Kiwi, Papaya, Himbeeren, Birnen, Hülsenfrüchte oder Weizenkeime eine ähnliche Rolle spielen könnten.

Histaminliberatoren: Schokolade, Kakao, Zitrusfrüchte, Walnüsse, Erdbeeren, überreife Bananen	**Vorsicht!**

Diagnose der Histaminintoleranz

Erfahrene Allergologen stellen dem Patienten bei Verdacht auf Histaminintoleranz folgende Fragen (Jarisch, 2002):

1. Leiden Sie unter Kopfschmerzen oder Migräne?
2. Haben Sie Beschwerden nach Genuss von Rotwein?
3. Haben Sie Beschwerden nach Genuss von Hartkäse (z.B. Emmentaler), Sauerkraut oder Schokolade?
4. Ist Ihr Stuhlgang eher weich bzw. leiden Sie unter Durchfällen?
5. Haben Sie niedrigen Blutdruck?
6. Haben Sie erhöhten Pulsschlag (Tachycardie) oder Herzrhythmusstörungen (unregelmäßigen Puls)?
7. Bei Frauen: Haben Sie Schmerzen am ersten Tag der Periode (Dysmenorrhoe)?
8. Haben Sie Beschwerden nach Genuss von Tomaten oder Ketchup?

Sollte ein Patient auf zwei oder mehrere Fragen mit ja antworten, so besteht der Verdacht auf Histamin-Intoleranz.

Die Labordiagnostik, die den Verdacht bestätigen soll, umfasst den Histamin-, Diaminooxidase- und Vitamin B6-Spiegel im Blut. Speziell bei Erythemen und Urticaria lässt sich häufig ein erniedrigter Vitamin B6-Spiegel nachweisen (Jarisch, 2002).

Symptomlose Schwangerschaften

In der Schwangerschaft steigt der Diaminooxidasespiegel um das 300 – 500fache. Das führt dazu, dass histaminabhängige Beschwerden verschwinden, sich aber nach der Entbindung wieder einstellen.

Histamin und Glutamat

Glutamat wird – wie Histamin – von der Diaminooxidase abgebaut. Daher sind Patienten mit Histaminintoleranz häufig empfindlich gegenüber Glutamat.

Glutamate werden als Natrium-, Kalium, Ammonium- oder Magnesiumglutamat (E 620 – 625) vielen pikanten Speisen zugesetzt, um den Geschmack zu verstärken. Besonders viel Glutamat wird in der asiatischen Küche verwendet (Tab. 50).

Tabelle 50: Aufnahme von zugesetztem freiem Glutamat in verschiedenen Ländern

Land	zugesetztes Glutamat g/Tag
Griechenland	0,3 – 0,4
Europa, USA	0,6
Japan	1,5
Korea	2,3
Taiwan	3,0

Die durchschnittliche Aufnahme von zugesetztem Glutamat beläuft sich in Deutschland auf etwa 300 mg pro Tag. Außerdem nehmen wir ungefähr 1 g freies Glutamat über natürliche Lebensmitteln auf (Biesalski, 1998). Tomaten spielen hier eine bedeutende Rolle, da sie relativ viel natürliches Glutamat enthalten.

Tabelle 51: Durchschnittlicher Gehalt an natürlichem, freiem Glutamat

Lebensmittel	Glutamat mg/100g
Camembert	389 – 598
Tomatensaft	260
Kartoffeln	200
Broccoli	168
Tomaten	140

Die griechische Küche ist arm an Histamin (Frischkäse, Weißwein, kein Geräuchertes, frische Fische) und arm an Glutamat und daher für histaminsensible Personen besonders empfehlenswert.

In der asiatischen Küche wird besonders viel Glutamat verwendet. **Vorsicht!**

Histamin und Alkohol

Alkoholische Getränke, vor allem Wein und Bier, können beträchtliche Histaminmengen enthalten. Rotweine erreichen die höchsten Werte, da diese in der Maische vergoren werden, wobei Mikroorganismen Histamin produzieren. Sortenunterschiede fallen auf, allgemeine Aussagen sind jedoch schwierig, da es in jedem Jahrgang Unterschiede geben dürfte. Grundsätzlich enthalten herbe Weine weniger Histamin, da säurebildende Bakterienstämme wie z.B. Leukonostoc kaum Histamin produzieren.
Als Faustregel gilt daher: Weißweine und trockene Sorten sind histaminärmer als Rotweine, untergärige Biere sind histaminärmer als obergärige (Weizenbiere). Alkoholfreie Biere entsprechen normalen untergärigen Bieren.

Alkoholische Getränke können eine 4-fache Wirkung haben:

1. ein flüssige Histaminquelle, schnell resorbierbar
2. Alkohol erhöht die Durchlässigkeit der Darmwand
3. Alkohol und Acetaldehyd hemmen die Diaminooxidase
4. Alkohol und Acetaldehyd sind Histaminliberatoren

Histamin und Vitamin B6

Dem Vitamin B6 wird eine Coenzymfunktion der Diaminooxidase nachgesagt. Marginale Vitamin B6 Versorgung begünstigt daher die Histaminintoleranz.

Unsere eiweißreichen Essgewohnheiten in Mitteleuropa verschlechtern zudem den Vitamin B6 Status, da dieses Vitamin zum Eiweißabbau im Körper gebraucht wird.

Geeignete Vitamin B6-reiche Nahrungsmittel:
Bananen, Weizenvollkorn, Naturreis, Hirse, Linsen, Kidneybohnen, Paprika, Holunder, Fisch (besonders Lachs)

Histamin und Vitamin C

Bei Patienten mit hohen Histaminspiegeln wurden gehäuft erniedrigte Vitamin C Spiegel beobachtet (Jarisch, 2002). Es wird vermutet, dass Vitamin C den oxidativen Abbau von Histamin fördert.

Histamin und Medikamente

Einige Medikamente, die das histaminabbauende Enzym Diaminoxidase blockieren, sollten bei Histaminintoleranz beachtet werden (Jarisch, 1999). Patienten, die mit den unten angeführten Medikamenten behandelt werden (Tab. 52), wird eine histaminarme Kost empfohlen. Alimentäres Histamin kann unter diesen Medikationen Kopfschmerzen, Rhinitis, Urticaria, Durchfall, Blutdruckabfall, Herzrhythmusstörungen oder Asthma bronchiale auslösen.

Tabelle 52: Diaminooxidasehemmer (mod. nach Jarisch, 1999)

Wirkstoff	Beispiele für Diaminooxidasehemmer
Acetylcystein	ACC, Acemuc, Acetylcystein, Bromuc, Fluimucil, NAC, Aeromuc, Pulmovent
Ambroxol	Ambril, Bronchopront, Ambrobene, Ambroxol, Broxol, Mucosolvan, Mucospas
Aminophyllin	Aminophyllin, Phyllotemp retard, Euphyllin, Mundiphyllin, Myocardon, Theophyllin-EDA-ratiopharm

Amitriptylin	Amineurin, Amitriptylin, Novoprotect, Saroten, Sarotan, Tryptizol, Limbritol
Chloroquin	Chlorochin, Resochin, Weimerquin
Clavulansäure	Augmentan, Augmentin, Betabactyl
Isoniazid	Isozid, Tebesium-s, Myambutol + INH, Rifoldin + INH, Rimactan + INH
Metamizol	Analgin, Baralgin, Buscopan comp., Inalgon, Novalgin
Metoclopramid	Cerucal, Gastrosil, Gastrotranquil, Ceolat comp., Paspertin
Propafenon	Propafenon, Rytmogenat, Rhythmocor, Rhytmonorma
Verapamil	Cardioprotect, Falicard, Isoptin, Vera, Verapamil

Allergenarmes Kochen bei Histaminintoleranz

Histamin ist hitzestabil und wird deshalb weder beim Kochen noch beim Tiefkühlen verändert. Zur Zubereitung der Speisen sollten stets möglichst frische Lebensmittel verwendet werden (Lassner-Stur, 2002). Tiefgekühlte Produkte sind, wenn die Kühlkette ordnungsgemäß eingehalten wurde, histaminarm. Konserven oder milchsauer eingelegtes Gemüse können große Mengen Histamin anreichern und sind deshalb mit Vorsicht zu genießen.

Tabelle 53: Beispiele von Tagesspeiseplänen für histaminarme Kost (Rezepte im Rezeptteil)

Mahlzeit	Beispiel 1	Beispiel 2
Frühstück	Roggensauerteigbrot Butter Honig Kräutertee	Weizenvollkorn- toast Butter Aprikosen- marmelade Kaffee mit Milch
Zwischenmahlzeit	Birne	Heidelbeerjoghurt

Mittagessen	Grießnockerlsuppe Pilzrisotto Blattsalate Apfelmus	Broccolicremesuppe Putengeschnetzeltes Naturreis Blattsalate Hirsecreme
Zwischenmahlzeit	Kaffee mit Milch Sylter Riegel	Früchtetee Karottenkuchen
Abendessen	Pellkartoffel Kräuterquark (-topfen) Grüner Tee	Mischbrot Butter Radieschen, Gurken Butterkäse Kräutertee

Die Bedeutung der histaminreichen Lebensmittel für die Nährstoffversorgung

In jeder Lebensmittelgruppe finden sich auch viele histaminarme Nahrungsmittel, daher ist eine ausreichende Nährstoffversorgung bei histaminarmer Kost ohne weiteres zu erreichen. Besondere Beachtung sollte Vitamin C und Vitamin B6 gelten (siehe oben).

Fructosemalabsorption

Dem Monosaccharid Fructose (Fruchtzucker) begegnen wir in vielen Lebensmitteln: zusammen mit Glucose (Traubenzucker) bildet es unseren Haushaltzucker (Saccharose) und es ist in Obst, Honig, Diabetikerprodukten und in kleineren Mengen auch in Vollkorngetreide enthalten.

Grundsätzlich muss die Fructosemalabsorption von der hereditären Fructoseintoleranz unterschieden werden, einer sehr seltenen, angeborenen Stoffwechselerkrankung.

Die Resorption von Fructose und Sorbit kann bei sonst intakter Dünndarmfunktion erheblich reduziert sein. Der Grund für Fructosemalabsorption dürfte eine Störung des Fructosetransporters GLUT 5 sein. Dadurch kommt die aufgenommene Fructose in tiefere Darmabschnitte und wird bakteriell abgebaut. Die Folge sind Symptome wie Blähungen, Koliken, wässrige Durchfälle und Übelkeit. Die Eliminierung von Süßigkeiten und Obst aus dem Speiseplan führt bei einem Großteil der Betroffenen bereits zu Beschwerdefreiheit.

Fructosemalabsorption verlangt einen fructosearmen und sorbitarmen Speiseplan. Sorbit verschlechtert zusätzlich die Resorption von Fructose, da es den Transporter GLUT 5 vorübergehend blockiert und somit die Symptome verstärkt. Sorbit wird als Zuckeraustauschstoff oder Emulgator vielen Lebensmitteln zugesetzt, vor allem Diabetikerprodukten und zuckerfreiem Kaugummi (Tabelle 56).

1. Steinobst (Sorbitgehalt!) 2. alle Obstsorten mit mehr Fructose als Glucose	**Vorsicht!**

Glucose (Dextrose, Traubenzucker) und Galactose (Milchzuckerbestandteil) stimulieren das zuständige Transportsystem und sind daher ein empfehlenswerter Zusatz bei Fructosemalabsorption. Der günstige Einfluss von Glucose dürfte auch dafür verantwortlich sein, dass Saccharose (Haushaltszucker aus Glucose und Fructose) fast immer ohne Probleme gegessen werden kann. Lebensmittel mit einem Fructose/Glucose-Verhältnis, das kleiner oder gleich 1 ist, werden meistens gut vertragen. Im Gegensatz dazu führen Obstsorten wie Äpfel, Birnen, Pflaumen, Heidelbeeren oder Weintrauben zu Beschwerden, da sie mehr Fructose als Glucose enthalten (Tab. 54).

Tabelle 54: Fructose, Glucose und Sorbit im Obst (BLS II.2./BLS II.3)

Lebensmittel	**Fructose**	**Glucose**	**Sorbit**	**Verhältnis Fructose/ Glucose**
Mango	2,7	0,6		4,5
Birne	6,7	1,7	2,2	3,9
Apfel	5,7	2,0	0,5	2,9
Honigmelone	1,3	0,6		2,1
Wassermelone	3,9	2,0		1,9
Heidelbeere	4,1	2,5		1,6
Quitte	4,3	2,7		1,6
Johannisbeere schwarz	5,2	4,0		1,3
Orange	2,9	2,5		1,2
Ananas	2,6	2,2		1,2
Johannisbeere rot	3,8	3,1		1,2

Pfirsich	1,2	1,0	0,9	1,2
Weintrauben	7,6	7,2	0,2	1,1
Kaki	8,0	7,0		1,1
Erdbeere	2,3	2,1		1,1
Honig	37,5	33,9		1,1
Himbeere	2,0	1,8		1,1
Nektarine	1,8	1,8		1,0
Kirschen	6,2	6,9		0,9
Mirabelle	4,3	5,1		0,8
Sauerkirsche	4,8	5,8		0,8
Pflaume	2,0	3,3	1,4	0,6
Aprikose (Marille)	0,9	1,7	0,8	0,5
Zwetschge	2,0	4,3		0,5
Erdbeere	2,3	2,2		1,0
Moosbeere	1,8	1,8		1,0
Kiwi	4,4	4,3		1,0
Rhabarber	0,4	0,4		1,0
Banane	3,6	3,6		1,0
Zitrone	3,5	3,6		1,0
Rhabarber	0,4	0,4		1,0
Holunderbeere	3,5	3,6		0,9
Preiselbeere	3,3	3,5		0,9
Grapefruit	2,5	2,9		0,9
Feige getrocknet	24,8	31,5		0,8
Feige	5,5	7,0		0,8
Passionsfrucht	4,0	5,1		0,8
Mandarine	1,3	1,7		0,8
Granatapfel	7,4	9,1		0,8
Litchi	3,4	5,1		0,7
Litchi Konserve	1,8	5,0		0,4
Ananas, Dose	1,4	5,2		0,3
Papaya	0,3	1,0		0,3

Tabelle 55: Fructosearme Kost

erlaubt	**Gruppe**	**verboten**
Traubenzucker (Glucose, Dextrose) **Haushaltszucker** (Saccharose) **Milchzucker** (Lactose) Galactose (im Milch zucker) Süßwaren ohne Fructose und ohne Sorbit	Süßes	**Fruchtzucker** (Fructose) **Sorbit** (Zuckeraustauschstoff) **Inulin, Diabetikerprodukte. Vorsicht bei Light-Produkten, zahnschonenden Lebensmitteln und energiereduzierten Süßwaren**
Weizenmehl Typ 450 oder 480, Sauerteigbrote, weiße Semmel, Reiswaffeln, Mais, Stärke, Grieß, Reis, Teigwaren, Hirse, zarte Haferflocken	Getreide	**Vollkornprodukte** Backwaren mit Zucker
Kartoffeln, Zucchini, Blattsalate, Broccoli, Spargel, Rosenkohl, Meerrettich, Radieschen, Feldsalat, Spinat, Schalotten	Gemüse	Karotten, Rotkohl, Weißkohl, Rote Beete, Zwiebeln, grüne Bohnen
Papaya, Litchi, Banane, Ananas, Kompotte mit Traubenzucker, Zitronensaft in kleinen Mengen	Obst	Apfel, Birne, Weintraube, Heidelbeere, Pflaume, Aprikose (Marille)
	Nüsse	alle Nüsse
Trinkmilch, Butter-, Sauer-, Dickmilch, Naturjoghurt, Kefir, Käse, Sahne (Obers), Schmand, Sauerrahm, Quark (Topfen), Schaf-Ziegenmilchprodukte natur	Milch	Milchmischprodukte, gesüßte Milchprodukte, gesüßte Kondensmilch, Speiseeis

Fleisch, frisch oder tiefgekühlt	Fleisch	fertige Fleischsalate, Konserven
Schinken, kalter Braten	Wurst	Wurst mit Zuckerstoffen
Ei	Ei	
Fisch, frisch oder tiefgekühlt	Fisch	Fischkonserven
pflanzliche Öle, Butter, Margarine	Fette	Fettemulsionen
Marmelade aus Himbeeren, Erdbeeren, rote Johannisbeeren, Honig	Brotaufstrich	Marmelade aus anderen Obstsorten, fast alle süßen „Light-Produkte“
einzelne Gewürze	Gewürze	Gewürzmischungen, Ketchup, Essig
Mineralwasser, Tee, Kaffee, Säfte aus geeigneten Obstsorten	Getränke	Fruchtsäfte aus ungeeignetem Obst, Limonaden, Zuckeraustauschstoffen, Rote Beete Saft, Karottensaft, Light-Getränke, Saft mit Inulinzusatz, Zichorie-Kaffee, Bier, Wein, Sekt, Likör, Schnaps

Diagnose von Fructosemalabsorption

Bei Verdacht auf Fructosemalabsorption sollte fructosefreie und sorbitfreie Kost zu Beschwerdefreiheit führen. Sind anschließend die Beschwerden durch eine kleine Menge Fructose (25g = 1 EL) reproduzierbar, hat sich der Verdacht erhärtet und sollte durch einen H2-Atemtest abgesichert werden.

Fructosemalabsorption ist häufig mit Lactoseintoleranz oder Histaminintoleranz vergesellschaftet. Eine umfassende Diagnostik klärt auch diese Bereiche ab.

Therapie von Fructosemalabsorption

Die Therapie der Fructosemalabsorption basiert in erster Linie auf einer fructosearmen und möglichst sorbitfreien Kost, wie in Tabelle 55 dargestellt.

Dabei ist die individuelle Schwelle der Fructosemenge, die noch beschwerdefrei vertragen wird, unterschiedlich. Ausgehend von einer streng fructose- und sorbitarmen Kost muss die verträgliche Menge ausgelotet werden.

Fructosearmes Kochen

Die höchste Fructosekonzentration im Getreide liegt im Bereich der Schale. Dadurch ist geschältes Getreide besser verträglich als Vollkorngetreide. Zum Kochen sollten daher Mehlsorten mit hohem Ausmahlungsgrad verwendet werden (Mehltyp < 500).

Auch durch Kochen oder Wässern der Lebensmittel und anschließendem Verwerfen des Koch- bzw. Einweichwassers kann der Fructosegehalt verringert werden.

Beim Kochen von Kompotten empfiehlt es sich, das Kochwasser zu verwerfen, mit frischem Wasser aufzufüllen und mit Traubenzucker zu süßen.

Auch Fruchtsäfte können mit Wasser gestreckt und mit Traubenzucker gesüßt werden, wodurch ein günstigeres Fructose-Glucose-Verhältnis erreicht und die Verträglichkeit erhöht wird. Holundersaft oder Preiselbeersaft scheinen von der Zuckerzusammensetzung am günstigsten zu sein.

Deklaration von Fructose und Sorbit

Tabelle 56: Deklaration von Fructose, Sorbit und Zuckeralkoholen

	Bemerkungen
Fructose Fruktose Fruchtzucker	Bestandteil von Saccharose, Monosaccharid, Zuckeraustauschstoff
Inulin	Verdickungsmittel, Füllstoff, Süßungsmittel Inulin hat keine E-Nummer
Sorbit	E 420 i Sorbit (Zuckeraustauschstoff, Füllstoff, Feuchteregulator) E 420 ii Sorbitsirup (Süßungsmittel, Weichhaltemittel, Füllstoff, Lösemittel) E 491 Sorbitanmonostearat (Emulgator) E 492 Sorbitantristearat (Emulgator) E 493 Sorbitanmonolaurat (Emulgator) E 494 Sorbitanmonooleat (Emulgator) E 495 Sorbitanmonopalmitat (Emulgator)

Mannit	E 421
Isomalt	E 953
Maltit	E 965
Laktit	E 966
Xylit	E 967
Zuckeralkohol	als Zuckeraustauschstoffe, Kristallisationsverzögerer, Weichmacher, Konservierungsstoff, zur Rehydratisierung

Die Bedeutung von fructose- und sorbitreichen Nahrungsmitteln für die Nährstoffversorgung

Patienten mit Fructosemalabsorption zeigen niedrigere Serum-Folsäurespiegel als Gesunde (Ledochowski, 2000). Auch die Zinkversorgung scheint gefährdet.
Eine Unterversorgung von Kalium, Vitamin A und Vitamin C ist nur dann zu erwarten, wenn der niedrige Obstverzehr nicht durch Gemüse und Kartoffeln kompensiert wird.

Tabelle 57: Alternative Quellen für Nährstoffe bei fructosearmer Kost

Nährstoff	alternative Quelle
Zink	Käse, Fisch, Fleisch
Folsäure	Ei, Blattsalate
Kalium	Kartoffeln, geschält in Wasser gekocht
Vitamin C	Kartoffeln, Himbeersaft, Roter Johannisbeersaft

Pseudoallergische Reaktionen auf Lebensmittel

Imke Reese

Eigenschaften und Diagnostik

Neben den klassischen allergischen Reaktionen auf Lebensmittel, die sich häufig in Form von Sofortreaktionen zeigen, gibt es auch allergie-ähnliche, sogenannte pseudoallergische Reaktionen. Diese gleichen den Allergien zwar von den Symptomen her (in erster Linie an der Haut, teilweise auch an den Atemwegen), unterscheiden sich aber maßgeblich in ihren Eigenschaften. Bei pseudoallergischen Reaktionen sind keine IgE-Antikörper mit im Spiel, so dass einfache Tests (Haut- und Bluttests), wie sie bei Allergien durchgeführt werden, keine aussagekräftigen Ergebnisse hervorbringen. Das diagnostische Vorgehen beschränkt sich daher auf eine spezielle Diät, die über 3-4 Wochen durchgeführt wird, die pseudoallergenarme Kost (Tab. 58), und – bei Besserung unter Diät – nachfolgenden Provokationen mit Pseudoallergenen. Damit bleibt der wichtigste Teil des diagnostischen Vorgehens erhalten (vgl. Abb.1). Erschwerend für die Diagnostik kommt hinzu, dass pseudoallergische Reaktionen häufig stark mengenabhängig sind, d. h. die Reaktionen treten erst dann auf, wenn eine gewisse Menge des unverträglichen Lebensmittels verzehrt wurde. Mit anderen Worten, während ein Viertel einer Tomate evtl. symptomlos vertragen wird, führt ein Tomatensalat zu einem Quaddelschub am ganzen Körper. Aus diesem Grund ist es für den Patienten wichtig, nicht nur zu wissen, auf welche Lebensmittel, sondern auch bei welchen Mengen er reagiert.

Auslöser

Lebensmittelzusatzstoffe wie Antioxidantien, Farb- und Konservierungsstoffe, aber auch natürlich vorkommende Lebensmittelinhaltsstoffe wie Benzoesäureester, biogene Amine, Salizylate und natürliche Aromastoffe sind bekannte Auslöser für pseudoallergische Reaktionen. Es handelt sich also um eine Gruppe sehr verschiedener Auslöser, von denen bisher nicht geklärt ist, warum sie bei besonders empfindlichen Personen Symptome hervorrufen. Bisher wurde davon ausgegangen, dass in erster Linie Zusatzstoffe die Reaktionen auslösen, inzwischen spricht aber einiges dafür, dass es wohl eher Bestandteile natürlicher Lebensmittel sind (z. B. Aromastoffe), die für den Großteil pseudoallergischer Reaktionen verantwortlich sind (Zuberbier, 2002). So berichten viele Patienten mit chronischem Nesselfieber (Urtikaria), dass sie wenig aromatische Gewächshaustomaten problemlos vertragen, dagegen auf sonnengereifte, aromaintensive Tomaten mit einem Quaddelschub reagieren.

Kochen bei Pseudoallergie

Wenn eine Pseudoallergie auf mehrere Zusatzstoffe vorliegt oder eine pseudoallergenarme Diät als Basis für einen individuellen Kostaufbau durchgeführt wird, empfiehlt es sich, möglichst wenig verarbeitete Lebensmittel und viele frische Lebensmittel zu verwenden. Auf diese Weise wird eine ganze Gruppe von möglichen Auslösern, die Zusatzstoffe, ohne Einschränkung gemieden. Wenn Sie hingegen wissen, auf welchen Zusatzstoff Sie reagieren, brauchen Sie selbstverständlich nur die Lebensmittel meiden, die diesen enthalten (können).

Ähnlich sieht es bei den natürlichen Lebensmittelinhaltsstoffen aus. Bei Durchführung der pseudoallergenarmen Diät im Rahmen der Diagnostik meiden Sie viele Gemüsesorten, Obst, Gewürze, reifen Käse etc. ohne zu wissen, ob die Meidung für Sie notwendig ist. Sobald Sie aber anfangen, die Diät zu erweitern und auszutesten, was Sie zusätzlich vertragen, entsteht Ihre eigene individuelle Diät.

Tabelle 58: Pseudoallergenarme Kost (mod. nach Zuberbier, 1993)

erlaubt		**verboten**
Brot, Brötchen ohne Konservierungsmittel, Grieß, Reis, Hirse, Hartweizengrießnudeln ohne Ei, Reiswaffeln (aus Reis, Salz)	Getreide	Eiernudeln, Kuchen, Gebäck mit Konservierungs- oder Farbstoffen
Kartoffeln, Blattsalate, Karotten, Zucchini, Rosenkohl, Weißkohl, Chinakohl, Broccoli, Spargel u.a. Gemüsesorten (außer den verbotenen)	Gemüse	Erbsen, Artischocken, Pilze, Spinat, Oliven, Paprika, Tomaten und Tomatenprodukte
kein Obst!	Obst	alle Obstsorten und Obstprodukte
Trinkmilch, Sahne, Quark (Topfen), Naturjogurt, Frischkäse, junger Gouda	Milch	alle anderen Milchprodukte
Fleisch ungewürzt	Fleisch	Wurst, Geräuchertes, Gepökeltes
	Ei	Eier
	Fisch	Fisch und Schalentiere

Butter, Pflanzenöle	Fette	alle anderen Fette z.B. Margarine, Majonäse
Salz, Zucker, Schnitt-lauch, Zwiebel	Gewürze	alle anderen Gewürze
Mineralwasser, Kaffee, schwarzer Tee	Getränke	alle anderen Getränke, auch Kräutertees, Alkoholika
Honig, Frischkäse, Schnittlauchquark, Gurken, kalter Braten (ungewürzt), Radieschen, Schnittlauch	Brotbeläge	Marmelade

Bedeutung von Pseudoallergenen für die Nährstoffversorgung

Selbst unter einer strengen pseudoallergenarmen Diät, die ja ausschließlich im Rahmen der Diagnostik bei Verdacht auf Pseudoallergie für eine begrenzte Zeit durchgeführt wird, ist bei vielseitiger Ernährung, d. h. bei abwechslungsreichem Einsatz der erlaubten Nahrungsmittel, eine bedarfsdeckende Nährstoffversorgung kein Problem.

Grundsätzlich ist unter der pseudoallergenarmen Diät lediglich die Lebensmittelgruppe Obst vollständig verboten, in allen anderen Lebensmittelgruppen sind ausreichend Alternativen vorhanden, um die relevanten Nährstoffe zu erhalten. Doch auch ein Verzicht auf Obst bedeutet keine unausgewogene Ernährung. So kann z. B. eine ausreichende Vitamin C-Versorgung auch durch Vitamin C-reiche Gemüsesorten (z. B. Kohlsorten) gedeckt werden.

Zur Veranschaulichung einer ausgewogenen pseudoallergenarmen Diät, die alle notwendigen Nährstoffe enthält, sind im folgenden einige Beispiele angegeben.

Tabelle 59: Tagesspeisepläne für pseudoallergenarme Kost

Mahlzeit	Beispiel 1	Beispiel 2	Beispiel 3
Frühstück	Kaffee oder Tee mit Milch/Zucker		
	2 Scheiben Vollkornbrot (100 g) mit 100 g Magerquark und 50 g Honig	2 Sch. Vollkornbrot (100 g) mit 20 g Butter und 1 Scheibe Gouda sowie 20 g Honig	60 g Vierkornflocken mit 150 ml Milch
Zwischenmahlzeit	150 g Joghurt	1 Mohrrübe und 200 ml Buttermilch	1 Sch. Vollkornbrot mit Butter, Gurken und Schnittlauch
Mittagessen	Nudeln ohne Ei (125 g) mit Mohrrüben-Broccoli-Sauce (je 80 g Gemüse und 35 g Schmand, Salz)	Naturreis (125 g) mit Putengeschnetzeltem in Sahnsauce und Blumenkohl (80 g Pute, 50 g Sahne, 150 g Blumenkohl, Salz)	Kartoffelgratin mit Möhren-rote Beete-Rohkost (300 g Kartoffeln, 100 ml Sahne, Salz, je 60 g Gemüse, 10 g Sonnenblumenöl)
Zwischenmahlzeit	2 Scheiben Knäckebrot mit Butter und Honig	3 Scheiben Zwieback	80 g Popcorn, selbstgemacht mit Zucker oder Salz
Abendessen	2 Sch. Vollkornbrot mit Butter und Gouda/ Salatblatt bzw. Frischkäse, Gurkensalat mit Buttermilchdressing (80 g Gurke, 10 g Zwiebel, 10 g Sonnenblumenöl, 30 g Buttermilch, 4 g Schnittlauch)	1 Sch. Vollkornbrot mit Butter und selbstgemachtem Roastbeef, Kopfsalat mit Gurke und Radieschen (50 g Salat, 40 g Gurke, 40 g Radieschen, 10 g Sonnenblumenöl, 30 g Buttermilch) und 1 Baguettebrötchen	2 Scheiben Vollkornbrot mit Schnittlauchquark (80 g Magerquark, 20 g Joghurt, 20 g Schnittlauch), dazu Weißkrautsalat (80 g Weißkraut, 30 g Buttermilch, Salz)
über den Tag verteilt 1,5 l Mineralwasser			

Zusatzstoffe

Das Lebensmittel- und Bedarfsgegenständegesetz vom 9. September 1997 definiert in § 2,1 Zusatzstoffe als „... Stoffe, die dazu bestimmt sind, Lebensmitteln zur Beeinflussung ihrer Beschaffenheit oder zur Erzielung bestimmter Eigenschaften oder Wirkungen zugesetzt zu werden ...“. Zusatzstoffe können in Lebensmitteln den Geschmack, den Geruch und die Farbe verstärken, die Haltbarkeit verlängern, die Konsistenz und den Nährwert verändern (Behr-Völtzer, 1999).

Unbehandelte Lebensmittel sind folgendermaßen definiert (ZZulV vom 29. Januar 1998, § 2 Nr.1): „Lebensmittel, ...die keiner Herstellung oder Behandlung unterzogen worden sind, die zu einer substantiellen Änderung des Originalzustandes der Lebensmittel führt...“. Erlaubt sind u.a. Teilen, Entbeinen, Trennen, Zerkleinern, Schälen, Mahlen, Säubern, Tiefgefrieren, Kühlen, Verpacken.

Zusatzstoffarmes Kochen

Frische oder natur tiefgekühlte Lebensmittel sind meist zusatzstofffrei oder -arm. Als Auslöser pseudoallergischer Reaktionen kommen Farbstoffe (besonders Azofarbstoffe), Konservierungsstoffe (Sorbinsäure, Benzoesäure, PHB-Ester, Propionsäure, Nitrit, Sulfit), Antioxidantien, Süßstoffe (Saccharin, Cyclamat, Aspartam) und Geschmacksverstärker (Glutamat) in Frage. Im Bezugsquellenverzeichnis sind Firmen aufgelistet, die zusatzstofffreie bzw. -arme Produkte vertreiben.

Deklaration von Zusatzstoffen und wo können sie versteckt vorkommen?

Imke Reese

Die gültige Kennzeichnungspflicht besagt, dass neben dem Namen des Lebensmittels, der Mengenangabe, dem Mindesthaltbarkeitsdatum sowie Herstellernamen und -adresse ein Verzeichnis der Zutaten, die Zutatenliste, auf der Verpackung abgedruckt sein muss. Diese Zutatenliste führt die enthaltenen Zutaten in absteigender Reihenfolge auf. Offene, unverpackte Lebensmittel, aber auch abgepackte, im Laden selbst hergestellte Lebensmittel benötigen demnach keine Deklaration. Im verarbeiteten Lebensmittel enthaltene Zusatzstoffe müssen in der Regel deklariert sein.

Allerdings steht es dem Hersteller frei, sie in Form des Namens, der Sammelbezeichnung oder der E-Nummer aufzuführen. Die Verwendung der E-Nummer hat den Vorteil, dass die Zusatzstoffe auch im Ausland auf der Verpackung eines Nahrungsmittels erkannt werden. Durch das Inkrafttreten des neuen Zusatzstoffrechts, das seit Anfang 1998 gilt, haben auch Süßungsmittel E-Nummern und damit den Status eines Zusatzstoffes erhalten. Außerdem ist Schwefel nach neuesten Bestimmungen ab einer Menge von 10 mg/kg und nicht wie bisher ab 50 mg/kg zu kennzeichnen. Obwohl die Zusatzstoffdeklaration schon jetzt sehr umfangreich erscheint, gibt es für Patienten mit Unverträglichkeitsreaktionen zwei problematische Bestimmungen: (1) Besteht im Endprodukt keine technologische Wirksamkeit von enthaltenden Zusatzstoffen mehr, brauchen diese auch nicht aufgeführt werden. So ist es beispielsweise nicht notwendig, den Konservierungsstoff einer konservierten Fruchtzubereitung auf dem Etikett eines Fruchtjogurts zu kennzeichnen, da der Konservierungsstoff für das Endprodukt, den Jogurt, keine konservierende Wirkung mehr hat. (2) Nach dem Prinzip der „Carry-over-Regelung" ist ein Zusatzstoff in einem zusammengesetzten Lebenmittel dann erlaubt, wenn er in einem Bestandteil zugelassen ist. Auf diese Weise sind Zusatzstoffe dann auch in bestimmten Lebensmitteln erlaubt, bei denen ihr Einsatz sonst nicht ausdrücklich zugelassen ist.

Carry-over-Prinzip: ein Zusatzstoff im Vorprodukt, der im Endprodukt keine technologische Wirkung hat, muss nicht deklariert werden.

Vorsicht!

Lebensmittelgruppen, denen bestimmte Zusatzstoffe nicht zugesetzt werden dürfen, sind von diesem Prinzip allerdings ausgenommen. So dürfen farbstoffhaltige Lebensmittel keinem der Nahrungsmittel zugesetzt werden, die grundsätzlich nicht gefärbt werden dürfen, wie z. B. Milch, Eier, Brot und Fruchtsaft. Die „Carry-over-Regelung" ist generell nicht auf Säuglings- und Kleinkindernahrung anwendbar.

Die Liste der Lebensmittel, die frei von allen Zusatzstoffen bzw. frei von Farbstoffen sind, ist kurz geworden.

Tabelle 60: Zusatzstofffreie Lebensmittel (C.H.Beck, Lebensmittelrecht)

Lebensmittel, die gesetzlich frei von allen Zusatzstoffen sind	**Lebensmittel, die gesetzlich frei von Farbstoffen sind**
unbehandelte Lebensmittel	Fisch
Honig	Fleisch
Zucker	Geflügel
Trinkmilch	Saft
Kaffee	
Mineralwasser	

Kennzeichnung von Lebensmitteln

Karin Buchart, Ute Körner

Die Kennzeichnung von Lebensmitteln ist in der Lebensmittelkennzeichnungsverordnung (LMKV) geregelt. Nährwerte, Fertigpackungen und Zusatzstoffe richten sich nach eigenen Gesetzen (Nährwertkennzeichnungsverordnung, Fertigpackungsverordnung, Zusatzstoffverordnung, Farbstoffverordnung und Süßstoffverordnung). Die Forderung der Konsumenten nach klarer Kennzeichnung wuchs in den letzten Jahren stark an. Eine neue Richtlinie des Europäischen Parlaments regelt nun die Kennzeichnung von allergenen Zutaten in verpackten Lebensmitteln und muss seit November 2004 in nationales Recht umgesetzt sein. Nach einem Übergangszeitraum gilt ab Ende 2005 für alle Produkte die neue Kennzeichnungsverordnung. Sie gilt als wichtiger Schritt nach vorne für Nahrungsmittelallergiker. Der Anhang IIIa (Amtsblatt EU, 2004) zeigt eine Liste von Lebensmitteln, die potentielle Allergene enthalten.

Tabelle 61: Anhang IIIa/Richtlinie 2003/89/EG

Zutaten, die potentiell Allergien auslösen können
Glutenhaltiges Getreide sowie daraus hergestellte Erzeugnisse (Weizen, Roggen, Gerste, Hafer, Dinkel, Kamut oder Hybridstämme davon)
Krebstiere und Krebstiererzeugnisse
Eier und Eiererzeugnisse

Fisch und Fischerzeugnisse
Erdnüsse und Erdnusserzeugnisse
Soja und Sojaerzeugnisse
Milch und Milcherzeugnisse (einschließlich Laktose)
Schalenfrüchte: Mandel, Haselnuss, Walnuss, Cashewnuss, Pecanuss, Paranuss, Pistazie, Macadamianuss, Queenslandnuss sowie daraus hergestellte Erzeugnisse
Sellerie und Sellerieerzeugnisse
Senf und Senferzeugnisse
Sesamsamen und Sesamsamenerzeugnisse
Schwefeldioxid und Sulfite
in einer Konzentration von mehr als 10 mg/kg oder 10 mg/l, als SO2 angegeben

Bisher waren die Angaben zu potentiellen Allergenen wie etwa „kann Spuren von Erdnüssen enthalten" auf freiwilliger Basis. Jetzt ist die Angabe verpflichtend, auch wenn die Lebensmittel der Tabelle 61 in stark veränderter Form eingesetzt werden (z.B. Zuckeralkohole aus Weizenstärke). Eine gesonderte Kennzeichnung allergener Zutaten kann nur dann entfallen, wenn bereits die Sachbezeichnung eines Lebensmittels einen deutlichen Hinweis auf Allergene gibt (z.B. bei Weizenbier oder Butterkekse muss Weizen nicht extra deklariert werden).

Weiters ist die 25% Regel weggefallen. Das hat zur Folge, dass auch alle Zutaten und Zusatzstoffe, die weniger als 25% Gewichtsanteil am Enderzeugnis haben, aufgelistet werden müssen. Einige wenige Ausnahmen für Zutaten, die weniger als 2% ausmachen, existieren noch.

Ebenfalls geändert wurde die Regelung der Klassennamen, die Allergikern häufig zum Verhängnis wurden. Bisher genügte die Angabe des Klassennamens wie etwa „pflanzliches Öl" oder „Kräutermischung", jetzt muss die genaue Quelle deklariert werden („Erdnussöl" oder „Sellerieblätter").

Neurodermitis und Nahrungsmittelunverträglichkeiten

Claudia Thienel

Allgemeines

Neurodermitis (atopische Dermatitis) ist eine chronische, stark juckende, entzündliche Hauterkrankung. Die Ursachen und ihr Verlauf sind vielschichtig. Neben genetischen Faktoren spielen unter anderem Umweltfaktoren, psychische Belastungen, Infekte und Allergene (Lebensmittel, Pollen, Tierhaare) eine Rolle. Nicht alle Neurodermitiker haben automatisch Lebensmittelunverträglichkeiten. Man geht heute davon aus, dass etwa ein Drittel aller Kinder mit Neurodermitis davon betroffen sind. Während für Säuglinge und Kleinkinder eher die klassischen Lebensmittelallergien auf Grundnahrungsmittel (Kuhmilch, Hühnerei, Weizen, Soja) von Bedeutung sind, verlieren etwa 80 Prozent der Kinder diese Allergien bis zum Schulbeginn. Ab diesem Alter treten vermehrt pollenassoziierte Lebensmittelunverträglichkeiten auf. Die Häufigkeit von Pseudoallergien im Kindesalter wird als sehr gering eingeschätzt, wobei der Nachweis von Pseudoallergien sehr schwierig ist. Voraussetzung für das Auftreten scheint hier der vermehrte Kontakt der Kinder mit Konservierungsstoffen (z.B. in Fertiggerichten und Getränken), Farbstoffen (bunte Süßigkeiten und Eis) und anderen Zusatzstoffen (z.B. Aromastoffe in Tomaten und Gewürzen) in Lebensmitteln zu sein.

Kindgerechte Ernährung bei Neurodermitis

Kann ein Kind, das an Neurodermitis leidet, am normalen Familienessen teilnehmen? Ja, das kann es! Gemeinsame Mahlzeiten sind ganz wichtig! Empfehlung: eine allergenarme, optimierte Mischkost.	**Wichtig!**

Bei der optimierten Mischkost handelt es sich um eine vollwertige Ernährung für die gesamte Familie. Sie enthält alle Nährstoffe, die das Kind braucht, um gesund zu bleiben und sich altersgerecht zu entwickeln. Dabei sollten pflanzliche Lebensmittel und Getränke reichlich, tierische Lebensmittel mäßig und fette Lebensmittel sparsam gewählt werden.

Tabelle 62: Was ist bei Neurodermitis besonders zu beachten?

Stichwort	Bemerkungen
Allergene	Allergene entsprechend der Diagnostik meiden
Reizstoffe	Beobachten Sie sorgfältig, ob und in welcher Menge Reizstoffe wie Zitrusfrüchte oder scharfe Gewürze die Haut wirklich beeinflussen
Süßstoff Alkohol	Verwenden Sie keine künstlichen Süßstoffe, Geschmacksstoffe, künstliche Farbstoffe oder Alkohol
pflanzliche Öle	Verwenden Sie Pflanzenöle mit einem hohen Anteil an ungesättigten Fettsäuren (Sonnenblumenöl, Rapsöl)
Convenience	Setzen Sie Convenience-Produkte (Halbfertig- und Fertigprodukten aus Gläsern, Tüten, Dosen und Tiefkühlverpackungen) vorsichtig ein. Fordern Sie bei den Firmen in einem regelmäßigen Abstand von 6 Monaten Zutatenlisten an

Vorsicht bei „Neurodermitiker-Diäten“, die für alle Neurodermitiker gelten und angeblich Neurodermitis heilen. Spezielle Ernährungsempfehlungen kann es nur individuell für den Betroffenen geben!

Vorsicht!

Was hilft wirklich?

Lassen Sie sich gut beraten. Wenden Sie sich an einen kompetenten Kinderarzt oder Allergologen und an eine Ernährungswissenschafterin mit Schwerpunkt Allergologie. Adressen von qualifizierten Ernährungsberatern für Allergiebetroffene finden Sie beim Deutschen Allergie- und Asthmabund (Netzwerk Nahrungsmittelallergie; siehe Informationsquellen). Zu einer guten allergologischen Diagnostik gehören ein ausführliches Eingangsgespräch, Haut- und Bluttests und eine Eliminationsdiät (Meidung des verdächtigen Lebensmittels aus dem Speiseplan für 7 Tage). Eine Provokation mit dem Lebensmittel muss sich danach unbedingt anschließen. Erst nach einer positiven Reaktion ist eine therapeutische Diät (Meidung des Lebensmittel für mindestens 1 Jahr) sinnvoll.

Da die Neurodermitis oft in Schüben verläuft, sollten Sie für die Diagnostik möglichst eine beschwerdefreie Zeit wählen. In dieser Zeit sollten auch keine neuen Dinge ausprobiert werden (z.B. Medikamente oder Pflegemittel), um die Diagnose nicht zu verfälschen. Führt die Provokation zu einem negativen Ergebnis, braucht das Kind auch keine spezielle Diät durchzuführen. Eine sinnvolle Diagnostik bringt Klarheit für alle, verhindert gesundheitliche Risiken und hebt die Lebensqualität aller Betroffenen. Kinder mit Neurodermitis und deren Eltern sollten außerdem gut beraten sein über Medikamente, Hautpflege, Kleidung, Kratzalternativen und Entspannungstechniken.

Genuss für die ganze Familie

Damit Eltern und Kinder mit Lebensmittelunverträglichkeiten gleichermaßen Genuss und Spaß am Essen haben, sollten die Mahlzeiten

- ohne großen Aufwand herstellbar
- optisch ansprechend und
- schmackhaft sein.

Je älter das Kind ist, desto mehr kann es in den Einkauf und in die Zubereitung von Mahlzeiten mit einbezogen werden. So lernt das Kind nach und nach selbst Verantwortung für seine allergenarme Ernährung zu übernehmen. Das fördert seine Selbstständigkeit und sein Selbstbewusstsein. Gleichzeitig können die Eltern in diesem Bereich Verantwortung abgeben.

Testen Sie aus, welche Lebensmittel Ihr Kind tatsächlich nicht verträgt. Meiden Sie nicht unnötig Lebensmittel, die Ihr Kind gerne mag. Das garantiert größeren Genuss für die ganze Familie.	**Wichtig!**

Menü „Mäc Wertvoll" für Kinderpartys und Familienfeste

Piratenschiffchen

Auf einen Holzstab folgende Zutaten in der angegeben Reihenfolge stecken: Schiffsanker (Trauben, Radieschen oder Oliven), Schiffsbauch (Tomaten- oder Apfelviertel), Kajüte (Käse-, Tofu- oder Brotwürfel), Segel (Dreiecke aus Gurken- oder Zucchinischeiben geschnitten). Die fertigen Spieße auf eine Melone oder Grapefruit stecken.

Super Hamburger mit Ketchup „Genial"

Leckere Knusperbuletten (4 Personen)
150 g geschrotetes Getreide (Dinkel, Grünkern, Hirse, Reis) mit 300 ml Gemüsebrühe und je 1 geraspelte Zucchini und Karotte aufkochen und 15 Minuten ausquellen lassen. Paniermehl oder Haferflocken zugeben bis der Teig formbar ist. Flache Buletten ausformen und mit Öl in der Pfanne knusprig braten.

Ketchup
100 g Tomatenmark (oder 2 pürierte Paprika bzw. 4 Tomaten) mit 2 Esslöffeln Honig, 4 TL Stärkemehl (Kartoffel- oder Sojamehl), 1 EL Sojasauce und Gewürzen nach Wahl (z.B. Paprikapulver, Oregano) in einem Topf glattrühren. 1/8 Tasse Obstessig und 1/4 Tasse Wasser unterrühren und alles 5 Minuten kochen.

4 Vollkornbrötchen aufschneiden, die ersten Hälften mit Salatblättern, Buletten, Ketchup und Gewürzgurkenscheiben belegen und mit der zweiten Hälfte abdecken.

Dessert „Clown Emil"

Auf einen flachen Dessertteller Sojadessert Vanille oder Schoko oder einen selbst gekochten Pudding aus Hafermilch und Puddingpulver verteilen. Haare aus Amaranth-Popcorn, Nase aus Schokoladen-Reiswaffelstücken, Augen aus Gummibärchen und den Mund aus einer längs halbierten Banane dekorieren.

Nicht unter Druck setzen lassen

„Wenn man dem Kind das Richtige zu Essen gibt, geht auch die Neurodermitis weg!" Solche und ähnliche Bemerkungen kennen Betroffene leider nur zu gut. Schnell schleichen sich Unsicherheiten, Ängste und Schuldgefühle ein. Zahlreiche, widersprüchliche Informationen und Ratschläge von Bekannten, aus Zeitungen, Fernsehen und Internet verstärken dies oftmals. In der Hoffnung durch die Ernährung eine leicht im Alltag umsetzbare, fassbare Möglichkeit gefunden zu haben, die Neurodermitis zu lindern, kommt es dann oft zur voreiligen Durchführung einer meist extremen, nicht diagnostisch überprüften Diät. Vorsicht: Diese „Wunder-Diäten" helfen nicht nur wenig, sondern können sogar zu Mangelernährung des Kindes und zu einer Stressverstärkung innerhalb der Familien führen.

Alternative Süßigkeiten und Knabbereien für Neurodermitiker

Es gibt keine Zuckerallergie! Deshalb ist es auch nicht notwendig, Zucker bzw. Süßigkeiten aus der Ernährung von Neurodermitikern auszuschließen oder extrem einzuschränken. Studien belegen, dass auch der Genuss von größeren Mengen Zucker nicht automatisch zu einem schlechteren Hautbild führt. Eltern und Kinder sollten zusammen eine angemessene Süßigkeitenmenge festlegen. Die Kinder erlernen und erleben selber sehr schnell, was ihnen und der Haut gut tut.

Alternative Süßigkeiten

Süßes muss nicht automatisch ungesund sein. Eine ganze Reihe köstlicher Naschereien lassen sich gut selbst herstellen. Der Handel bietet heute ebenfalls viele alternative Möglichkeiten.

Tabelle 63: Alternative Süßigkeiten

Lebensmittel	Bemerkungen
Gummibären	ohne künstliche Farbstoffe
Trockenobst	ungeschwefelt (ohne Sulfit)
Kompotte	Obst ist als Kompott verträglicher
Amaranth	Amaranth-Riegel, Amaranth-Popcorn und -Poppies
Mais	Maislutscher, Popcorn
Schokolade	Carob-Schokolade ohne Milch, ohne Nüsse
Bonbons	ohne Farbstoffe
Eis	selbsthergestelltes Eis aus Fruchtsäften oder Fruchtmus
Marmelade	selbsthergestellte Marmeladen oder Fruchtaufstriche
Kuchen	Kuchen und Gebäck siehe Rezeptteil
Reis	Reiswaffeln, Puffreis

Schokoladenersatz

Kakao- oder Kokosbutter im Wasserbad erhitzen und nach und nach unbehandeltes Kakaopulver hineinrühren. Anschließend mit Vanille und Puderzucker abschmecken. Bei Verträglichkeit können Sahnepulver und Rosinen eingerührt werden. (© Dipl.oec.troph. Ute Körner)

Nutella-Ersatz

100 g Margarine (milcheiweißfrei) mit 100 g Sesammus (oder 100 g geriebene Pinienkerne) glattrühren und 2 EL unbehandeltes Kakaopulver (oder Carobpulver) sowie 50 g Traubenzucker einrühren. Mindestens drei Wochen im Kühlschrank haltbar.

Mango-Sorbet-Eis

1 Mango schälen, vom Kern befreien und mit 3 EL Birnensaft und 1 EL Ahornsirup pürieren. Einfrieren und zwischendurch noch 1-2 Mal pürieren.

Zebra-Wasser-Fruchteis

Verschieden farbige Obstsäfte (z.B. Birnen-, Trauben- und Apfelsaft) in Plastik-Stiel-Eis-Förmchen geben. Dabei Eisförmchen zu einem Drittel füllen, gefrieren lassen, ein Drittel mit einem anders farbigen Obstsaft auffüllen und so weiter.

Knabbereien

Tabelle 64: Alternative Knabbereien

Lebensmittel	Bemerkungen
Dinkel	Dinkelcornflakes, Dinkelkräcker u.ä.
Soja	Sojanüsse
Reis	Reiswaffeln, chinesische Reiskräcker
Mais	Maischips, Popcorn
Samen	mit Sojasoße geröstete Sonnenblumenkerne oder Kürbiskerne

Essen außer Haus

Kindergarten und Schule

Die Eltern sollten sich unbedingt mit den pädagogischen Kräften zusammensetzen, um den Umgang mit der Erkrankung zu besprechen. Spezielle Ernährungsempfehlungen für das Kind sollten ohne großen Stress und Ausgrenzung von den anderen Kindern im Alltag umgesetzt werden können.

Besuche bei Verwanden und Freunden

Der Gastgeber sollte informiert sein, welche Speisen für das Kind geeignet sind. Bitten Sie ihn um Mithilfe. Typische Geschenke zu Feiertagen z.B. Osterhasen und Weihnachtsmänner lassen sich leicht durch Spielzeuge oder andere kleine Kinderfreuden ersetzen.

Kinderfest

Verteilen Sie im Vorfeld leckere Rezepte, die für das betroffene Kind und alle anderen Kindern geeignet sind oder bringen Sie ihre Favoriten-Party-Mahlzeiten mit. Was tun, wenn das Kind trotzdem unbedingt den Schokoladen-Kuchen essen will, der seiner Haut in der Regel schlecht bekommt? Wenn das Hautbild es zulässt und keine Alternativen akzeptiert werden, sollten Sie das Kind selbst entscheiden lassen. Je älter das Kind ist, desto mehr Erfahrungen und Verantwortung für seine Ernährung und sein Hautbild kann das Kind übernehmen. Die Freude und der Spaß an dem Fest kann darüber hinaus oft Wunder vollbringen.

Restaurant und Fast Food

Die beste Wahl ist ein Restaurant, das auch Sonderwünsche erfüllt. Einige Fast Food Ketten besitzen einen Verbraucherberatungs-Service und geben gerne Auskunft über einzelne Zutaten ihrer Produkte.

Trigger

Unter verschiedenen Einflussfaktoren, die als unspezifische „Trigger“ bezeichnet werden, kann die Durchlässigkeit der Darmschleimhaut erhöht werden. Dadurch wird die Resorption der Nahrungsmittelallergene erleichtert und beschleunigt.

In Lebensmitteln finden wir solche Trigger im Kaffee (Coffein), in alkoholischen Getränken (Alkohol) und in scharfen Gewürzen (bestimmte Inhaltsstoffe). Für die Praxis bedeutet dies, dass die Tasse Kaffee oder das Glas Wein direkt zur Hauptmahlzeit die Symptomatik verstärken kann.

Tabelle 65: Lebensmittelinhaltsstoffe mit Triggerfunktion

Trigger für allergische Reaktionen
Coffein
Alkohol
hohe psychische Belastung
hohe physische Belastung

Extreme körperliche oder psychische Belastung erhöhen ebenfalls die Durchlässigkeit der Darmschleimhaut. Bei Leistungssportlern wurden gelegentlich anaphylaktische Reaktionen nach Genuss von potenten Allergenen nach starken Belastungen beschrieben (exercise-induced anaphylaxis). Dieselben Lebensmittel führten ohne Belastung zu keinerlei Beschwerden.

Symbioselenkung

Die Schleimhäute in Nase, Mund, Hals und Darm werden von einer Vielzahl verschiedener Mikroorganismen besiedelt.

Besondere Einflüsse wie Medikamente (besonders Antibiotika), ungünstige Ernährungsgewohnheiten und Umweltfaktoren können die Darmflora stören und so zu einem Ungleichgewicht (Dysbiose) führen. Eine massive Fehlbesiedelung des Dünndarms kann zum Small intestinal bacterial overgrowth syndrome, kurz SIBOS, führen.

Diese Dysharmonie der Darmflora beeinflusst Immunabwehr und Stoffwechsel. Besonders einige Enzyme (Lactase, vgl. Lactoseintoleranz; Diaminooxidase, vgl. Histaminintoleranz) und möglicherweise auch Transportsysteme (GLUT-5-Transporter, vgl. Fructosemalabsorption), die im Dünndarm angesiedelt sind, könnten beeinträchtigt werden. Es mehren sich die Hinweise, dass diese Nahrungsmittelintoleranzen nach Antibiotikagaben und Darminfektionen vermehrt auftreten. Möglicherweise wird auch die Darmdurchlässigkeit bei Dysbiose erhöht.

Probiotika und Prebiotika

Unter Probiotika versteht man Mikroorganismen, die den sauren ph-Bereich des Magens und die hohe Gallensalzkonzentration im Dünndarm tolerieren und sich im Dünn- und Dickdarm vermehren. Bakterienstämme mit probiotischen Eigenschaften (Tabelle 66) haben einen hohen Gehalt an speziellen wünschenswerten Enzymen (z.B. Lactase), sie verdrängen pathogene Mikroorganismen und haben immunmodulatorische bzw. Stoffwechseleffekte (z.B. Abbau von Cholesterin, Karzinogenen etc., vgl. Kluthe, 1999).

Prebiotika beeinflussen die Darmflora positiv, indem sie Substrat für die probiotischen Keime darstellen. Als besonders günstige Prebiotika gelten Inulin und Oligofructose, welche besonders in Zwiebel, Lauch, Knoblauch, Bananen und Spargel enthalten sind. Durch eine übliche Mischkost werden etwa 2 g Oligofructose pro Tag aufgenommen.

Die Darmflora kann damit sowohl durch Pro- als auch durch Prebiotika wesentlich beeinflusst werden (Kluthe, 1999).

Tabelle 66: Bakterienkulturen und deren Milchsäureformen in Lebensmitteln (Watzl, 1995)

Bakterienstamm	**Milchsäure**	**Lebensmittel**
Streptococcus faecalis	L(+)-Lactat	Sauerkraut
Streptococcus thermophilus	L(+)-Lactat	Joghurt
Streptococcus filant	L(+)-Lactat	joghurtähnliche Produkte
Bifidobacterium bifidum	L(+)-Lactat	joghurtähnliche Produkte
Lactobacillus bulgaricus	L(-)-Lactat	Joghurt
Leuconostoc mesenteroides	L(-)-Lactat	Sauerkraut
Lactobacillus acidophilus	Mischformen	joghurtähnliche Produkte
Lactobacillus kefir	Mischformen	Kefir
Lactobacillus plantarum	Mischformen	Sauerkraut
Lactobacillus brevis	Mischformen	Sauerkraut

Die allergenarme Grunddiät

Als diagnostische Diäten bieten sich allergenarme Grund- oder Basisdiäten an. Sie beschränken sich auf einige, wenige Lebensmittel, die allergologisch kaum eine Rolle spielen und daher bei Nahrungsmittelallergikern zu Symptomfreiheit führen. Diese Diäten sind während der umfangreichen Diagnostik (3 bis 4 Wochen) gut einhaltbar. Von Monodiäten (Reismonodiät bestehend aus Reis, Wasser, Salz, Schwarzer Tee, Butter) oder Kartoffel-Reis-Diäten sollte nur in Einzelfällen Gebrauch gemacht werden, da sie kaum länger als 3 Tage zumutbar sind.

Tabelle 67: Beispiel einer allergenarmen Grunddiät für Erwachsene

	erlaubte Nahrungsmittel
Getreide erhitzt	Reis, Dinkel
Gemüse erhitzt	Kartoffel, Broccoli, Zucchini
Fleisch	Pute, Lamm
Fette	Sonnenblumenöl, Butter (milch/sojafreie Margarine)
Getränke	Mineralwasser, grüner Tee
Sonstiges	Salz, Traubenzucker

Diese allergenarme Grunddiät muss individuell an den Patienten angepasst werden:

- bei Verdacht auf Weizenallergie vorerst Dinkel weglassen
- milchfreie Margarine statt Butter bei Verdacht auf hochgradige Milcheiweißallergie
- raffiniertes Sonnenblumenöl verwenden
- Vollkornprodukte nur bei Patienten, die diese auch zu Hause essen

Allergenarm Kochen

Viele grundlegende Hinweise für die Auswahl der Lebensmittel und die Zubereitung helfen mit, das Essen allergenärmer zu gestalten.

Tabelle 68: Grundlegendes zum allergenarmen Kochen

Einflussfaktor	Verträglichkeit für Allergiker
Erhitzen	gegarte Lebensmittel sind häufig besser verträglich als rohe
Schälen	die Allergene liegen meistens dicht unterhalb der Schale, daher sind geschälte Lebensmittel allergenärmer
Alkohol Koffein	Alkohol und Koffein können eine allergische Reaktion verstärken, da die Durchlässigkeit der Darmschleimhaut erhöht wird
Verzehrsmenge	die verzehrte Menge kann eine Rolle spielen
Fertiggerichte	es muss immer an Deklarationslücken gedacht werden
Reifegrad	unterschiedlicher Reifegrad hat Einfluss auf die allergene Potenz
Saisoneller Einfluss	Nahrungsmittel sollten nach Saison gegessen werden: Pollenallergiker sind während der Pollenflugzeit empfindlicher
Herkunft der LM	einheimische Lebensmittel sind exotischen vorzuziehen
Einfache Grundrezepte	einfache Grundrezepte mit wenigen Zutaten sind bei multiplen Nahrungsmittelallergien günstiger
Gewürze	nur das einzelne, dazupassende Gewürz verwenden und Gewürzmischungen meiden
Positivlisten	die Orientierung soll auf Positivlisten gerichtet sein und nicht auf Verbote
Sonderstellung	Allergiker haben oft eine Sonderstellung: landläufig „gesunde" Lebensmittel (z.B. Kamillentee, Frischkornmüsli) können für Allergiker zum Problem werden

Süßungsmittel

Haushaltszucker (Saccharose), Traubenzucker (Glucose) und Fruchtzucker (Fructose; vgl. Fructoseintoleranz) haben – abgesehen von Fructosemalabsorption – allergologisch keine Bedeutung.

Honig sollte von Pollenallergikern mit bekannten Kreuzallergien beachtet werden. 1 g Honig enthält 2 000 bis 10 000 Pollen. Es handelt sich vor allem um Pollen von insektenbestäubten Blüten (Klee, Löwenzahn, Raps), weniger von Windblütlern (Gräser, Kräuter, Bäume). Gehalt und Zusammensetzung hängen wesentlich von Ort und Jahreszeit der Honigernte ab.

Inzwischen tauchen auch Allergologen auf, die einen regelmäßigen Honiggenuss als eine Art „Hyposensibilisierung" sehen, da der Körper durch kleine Pollenmengen belastet wird. Die nächsten Jahre werden zeigen, ob sich diese Vermutung bestätigt.

Echter Honigtauhonig ist Honig, der aus den süßen Ausscheidungen von pflanzensaugenden Insekten (Schildläuse, Blattflöhe u.a.) gewonnen wird. Er wird landläufig als Waldhonig bezeichnet und enthält keine Pollenreste. Aber Vorsicht im Supermarkt: die Bezeichnung „Waldhonig" ist keine Garantie für Honigtauhonig, sondern wird häufig für Bienenhonig aus bestimmten Wäldern verwendet.

Rübenkraut ist Sirup aus Zuckerrüben. Bisher wurden keine allergischen Reaktionen auf Rübenkraut beobachtet.

Zuckeraustauschstoffe (Sorbit, Xylit) und künstliche Süßstoffe (Saccharin, Aspartam, Candarell u.a.) sollten Diabetikern vorbehalten bleiben.

Allergiker dürfen keine Angst vor ganz normalem Haushaltszucker haben. In Maßen genossen stellt er eine günstige Energiequelle dar.

Fette und Öle

Zum Kochen werden generell pflanzliche Öle empfohlen. Der Allergengehalt von Ölen wird als gering eingestuft, trotzdem gilt die vorsorgliche Empfehlung, dass das entsprechende Öl gemieden werden sollte (z.B. Erdnussöl für Erdnussallergiker). Je stärker ein Öl verarbeitet bzw. raffiniert ist, desto verträglicher ist es für den Allergiker. Stark raffinierte Öle sind fast eiweißfrei.

Die offiziellen Empfehlungen für die Fettzufuhr schlagen vor, 1/3 gesättigte Fettsäuren (tierische Fette aus Fleisch und Milchprodukten), 1/3 einfach ungesättigte Fettsäuren aus Olivenöl oder Rapsöl und 1/3 mehrfach ungesättigte Fettsäuren aus kaltgepressten Ölen oder Fisch.

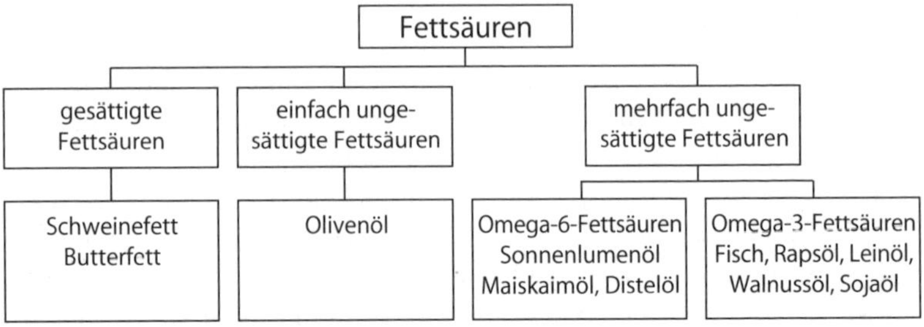

Abb. 9: Fette in unserer Nahrung

Innerhalb der mehrfach ungesättigten Fettsäuren spielen Omega-3-Fettsäuren eine wichtige Rolle. Sie wirken entzündungshemmend und Cholesterinspiegel senkend.

Für den Milchallergiker bedeutend ist die Frage, ob Butter gegessen werden kann oder nicht. Butter enthält etwa 0,7% Milcheiweiß. 1 Portion Butter (= 20 g) liefert damit etwa 0,14 g Milcheiweiß, das entspricht nur 0,11 g Casein und 0,03 g Molkeneiweiß. Durch diese geringen Eiweißanteile wird Butter von den meisten Milcheiweißallergikern gut vertragen. Es ist aber nicht auszuschließen, dass in Einzelfällen auch derart kleine Spuren an Milcheiweiß eine Rolle spielen.

Öle mit einem hohen Gehalt an γ-Linolensäure gewinnen als Nahrungsergänzung bei Neurodermitis an Gewicht. Es bieten sich vor allem Nachtkerzenöl und Borretschöl an, die in einer Menge von 0,5 g pro Tag eine sinnvolle Ergänzung darstellen.

Getränke für Nahrungsmittelallergiker

Auch Getränke spielen eine wichtige Rolle bei Nahrungsmittelallergien und besonders bei Nahrungsmittelintoleranzen (vgl. Histamin). Nicht einmal die hochgelobten Kräutertees sind harmlos – im Gegenteil – gerade Pfefferminz- oder Kamillentee können Auslöser starker Reaktionen sein. Bereits der Dampf während der Zubereitung solcher Tees kann allergische Reaktionen hervorrufen. Betroffen sind vor allem Beifußpollenallergiker. Aromatisierte Tees können Perubalsam enthalten, der ebenfalls allergische Reaktionen auslösen kann.

Fruchtsäfte sind ohne Zusätze (Zucker, Zusatzstoffe), wenn sie die Bezeichnung „100%" aufweisen. Ein Fruchtnektar enthält 25 bis 50%

Fruchtanteil, ein Fruchtsaftgetränk dagegen nur 6 bis 30% und eine Limonade maximal 15%. Brausen oder Kracherl sind künstlich hergestellte Erfrischungsgetränke aus Wasser, Zucker, künstlichen Aromen, Farb- und Süßstoffen und eventuell Bitterstoffen oder Coffein.

Der ernährungsphysiologische Spitzenreiter innerhalb der Fruchtsäfte ist pasteurisierter Apfelsaft. Er wird auf etwa 75 Grad erhitzt, das reicht aus, um die Hauptallergene zu denaturieren. Apfelsaft mit Wasser verdünnt wird allgemein als eines der besten Elektrolytgetränke eingestuft.

Kleine Allergiker-Gewürzkunde

Einige Gewürze, vor allem Samengewürze (Anis, Kümmel, Fenchel) können allergische Reaktionen auslösen. Nicht selten sind aber Gewürze für unspezifische Reize verantwortlich (Paprika, Curry u.a.). Einige allgemeine Regeln sind in Tabelle 69 aufgelistet. Im Einzelfall kann jedoch jedes Gewürz Unverträglichkeitsreaktionen auslösen.

Tabelle 69: Allergikerfreundlich würzen

Einflussfaktor	Bemerkungen
Erhitzen	das Mitkochen der Gewürze erhöht meistens die Verträglichkeit: z.B. Petersilie gleich mit der Zwiebel andünsten
Mischungen	keine Gewürzmischungen (Curry, Senf, usw.) sondern einzelne Gewürze verwenden; die Zusammensetzung von Gewürzmischungen ist meist nicht gesetzlich geregelt (variiert ständig); ein Hinweis auf „Mischung“ ist gesetzlich nicht vorgeschrieben
Einzelgewürze	am besten ein typisches Gewürz verwenden: z.B. Dill für Gurken
Säuerung	zum Säuern von Salaten eignet sich besonders Balsamicoessig; Obstessig und Branntweinessig machen häufiger Beschwerden

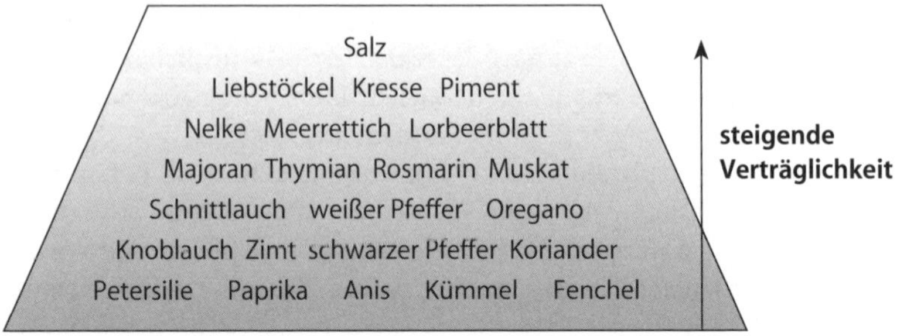

Abb. 10: Verträglichkeitspyramide der Gewürze

Allergiker unterwegs

Die Versorgung zu Hause bekommen Nahrungsmittelallergiker nach einer Umstellungszeit in den Griff. Probleme entstehen häufig beim Außer-Haus-Konsum. Flexibilität und Unabhängigkeit sind in vielen Lebenslagen gefordert, davon ist auch ein Nahrungsmittelallergiker nicht ausgenommen.

Tabelle 70 zeigt allergenarme Zubereitungen, die von vielen Allergikern gut vertragen werden. In seltenen Einzelfällen können auch diese Speisen und Getränke Symptome auslösen.

Tabelle 70: Allergiker unterwegs

Lebensmittel	Allergenarme Zubereitungen
Brot	Roggen-Natursauerteigbrot, Knäckebrot ohne Milch
Brotbeläge	Kalter Braten, gekochter Schinken, Salatblätter, Radieschen, Gurkenscheiben, Kresse, Marmeladen, Rübenkraut, Butter oder milchfreie Margarine (z.B. Becel Diät)
Reis	Reis ohne Gewürze, Reiswaffel nur gesalzen, Puffreis
Mais	Popcorn, Gemüsemais, Cornflakes
Müsli	Haferflocken, Reisflocken, Kürbiskerne, Banane, Kokosraspel, Cornflakes, event. Fruchtsaft statt Milch
Kartoffel	Salzkartoffeln, Folienkartoffeln, Bratkartoffeln, Pommes Frittes (nur gesalzen), Kartoffelchips nur mit Salz

Hauptspeisen im Restaurant	Steak natur mit Salzkartoffeln Pommes Frittes gedämpftes Gemüse mit Putenstreifen Brathähnchen mit Reis oder Salzkartoffeln (Gewürze!) Grillplatte (mit dem Service besprechen) Spaghetti mit Olivenöl und Knoblauch
Desserts	Kompotte, Fruchtgelee, Banane, Melone
Getränke	Wasser, event. Kaffee schwarzer Tee, grüner Tee, Himbeerblättertee, Brombeerblättertee Himbeersaft, Traubensaft, Johannisbeersaft Schlumberger Sekt

Bei Auslandsreisen stehen die Chancen für eine gute Versorgung abhängig vom Land unterschiedlich. Die italienische Küche beispielsweise ist lactosearm, dafür aber histaminreich. In Griechenland stehen statt histaminreichen Käsesorten kurz gereifte Käsesorten auf dem Speiseplan und Weißwein wird bevorzugt getrunken. Die griechische Küche kommt histaminintoleranten Patienten entgegen und ist ebenfalls lactosearm. Da unsere südlichen Nachbarn viel häufiger an Lactoseintoleranz leiden, verwenden sie kaum Milch zum Kochen. Lactosearme Milchprodukte (Käse, Joghurt) werden gerne eingesetzt. Fleisch natur (gegrillt, gebraten) wird fast überall angeboten. CousCous aus Hartweizengrieß essen Nordafrikaner traditionell als Beilage. Er wird meist besser vertragen als unser Weizen in den Brötchen, sensible Weizenallergiker müssen ihn allerdings meiden.

Die asiatische Küche bietet viele Gerichte ohne Milch an. Schwierigkeiten könnten histaminintolerante Personen bekommen, da das häufig eingesetzte Glutamat auch durch die Diaminooxidase abgebaut wird (das Enzym, das auch Histamin abbaut). Auch einzelne Gewürze können Probleme machen (Curry, Paprika, Chilli, Anis, Kümmel, Fenchel). Versteckte Erdnüsse erwarten wir in asiatischen und amerikanischen Gerichten.

Rezepte für Allergiker

Im Rezeptteil wird zusätzlich angezeigt, für welche Allergenkarenz-Diäten das Rezept geeignet ist und wie es eventuell abgewandelt werden kann:

✓	**milchfrei mit Rapsöl**
✓	**lactosearm**
✓	**sojafrei**
✓	**eifrei**
	glutenfrei
✓	**histaminarm ohne Wein**
✓	**fructosearm mit Schalotten und Dinkelmehl**
✓	**nickelarm**

Wenn nicht anders angegeben, sind die Rezepte für 4 Personen berechnet.

Wir wünschen Ihnen viel Spaß beim Nachkochen
und guten Appetit!

Milchfreie Rezepte

Markierte Rezepte * finden Sie im Rezeptteil

Teige
Hefeteig*
Kartoffelteig*
Mürbteig*
Nudeln hausgemacht*
Omelettenteig*
Palatschinkenteig*
Pizzateig*
Spätzle*
Strudelteig*

Salate
Blattsalatdressings*
Gurkensalatdressing*
Mexikanischer Salat*
Zucchinisalat*

Suppen
Bärlauchsuppe*
Broccolicremesuppe*
Gemüsefond
Grieß-Gemüsesuppe*
Grießnockerlsuppe*
Grünkerncreme-suppe*
Karottencremesuppe*
Rindfleischbrühe*
Klare Suppe mit Reis
Knoblauchsuppe*
Nudelsuppe
Vollkornschrotsuppe*

Soßen & Eingemachtes
Bärlauchpesto*
Eingelegte Gurken*
Grundsaucen*
Tomatensauce*

Hauptspeisen
Bandnudeln mit Spargel*
Brathuhn
Faschierte Laibchen
Fischfilet gebacken
Fisch-Schnitzel*
Fischstäbchen
Forelle blau
Forelle in der Folie*
Grünkernbratlinge*
Gegrillte Spieße
Grillhähnchen
Grillplatte
Herzogin-Kartoffeln*
Hirschgulasch*
Kartoffelgnocchi*
Kartoffelplätzchen*
Kartoffelpuffer*
Kartoffel-Tortilla*
Kidneybohnen-eintopf*
Kurzgebratenes
Lachsfilet*
Lammkotelett*
Linseneintopf*
Pariser Schnitzel
Polentaschnitten*
Rindfleisch gekocht*
Salatplatte (Essig & Öl)
Spaghetti al pomodoro*
Spaghetti Öl & Knoblauch*
Spaghetti Tomatensoße
Wiener Schnitzel
Zucchinipuffer*

Desserts
Dinkelcreme*
Dinkelgrießpudding*
Fruchtsaft-Pudding
Hirsecreme*
Kompotte
Obstsalat

Aufstriche & Brotbeläge
Avocadoaufstrich*
Fichtenwipfelgelee*
Holunder-Marmelade*
Honig
Kalter Braten
Marmeladen
Nusscreme*
Salami
Schinken

Kuchen & Gebäck
Apfelbrot*
Apfelschnitten*
Backpulverbrot*
Bierlaibchen*
Biskuitrolle*
Dinkelbrot*
Heidelbeer Muffins*
Inzeller Fitness-kuchen*
Karottenkuchen*
Kokoskuchen*
Kürbiskipferl*
Mandelgebäck*
Reisbrot*
Sauerteigbrot*
Zucchinischnitten*

Eifreie Rezepte

Markierte Rezepte * finden Sie im Rezeptteil

Teige
Hefeteig*
Kartoffelteig*
Mürbteig*
Nudeln hausgemacht*
Palatschinkenteig*
Pizzateig*
Spätzle*
Strudelteig*

Salate
Blattsalatdressings*
Feldsalat*
Gurkensalatdressing*
Heringssalat*
Mexikanischer Salat*
Zucchinisalat*

Suppen
Bärlauchsuppe*
Broccolicremesuppe*
Gemüsefond
Grieß-Gemüsesuppe*
Grießnockerlsuppe*
Grünkerncremesuppe*
Karottencremesuppe*
Rindfleischbrühe*
Klare Suppe mit Reis
Knoblauchsuppe*
Vollkornschrotsuppe*

Soßen & Eingemachtes
Bärlauchpesto*
Eingelegte Gurken*
Grundsaucen*
Majonäse*
Tomatensauce

Hauptspeisen
Bandnudeln, Spargel*
verschiedene Braten
Brathuhn
Fisch-Schnitzel*
Forelle blau
Forelle in der Folie*
Gefüllte Kalbsschnitzel*
Gegrillte Spieße*
Grillhähnchen
Grünkernbratlinge*
Gulasch
Herzogin-Kartoffeln*
Hirschgulasch*
Kartoffelgnocchi*
Kartoffelplätzchen*
Kartoffelpuffer*
Kidneybohneneintopf*
Kurzgebratenes
Lachsfilet*
Lammkotelett*
Linseneintopf*
Pilzrisotto mit Petersilie*
Polentaschnitten*
Pute mit Dillgemüse*
Pute mit Kartoffelkruste*
Putengeschnetzeltes*
Rindfleisch gekocht*
Salatplatte (Essig & Öl)
Zucchiniauflauf*
Spaghetti (ohne Ei) al pomodoro*
Zucchinipuffer*
Spaghetti (ohne Ei) mit Tomatensoße
Spaghetti Öl & Knoblauch*

Desserts
Dinkelcreme*
Dinkelgrießpudding*
Fruchtjoghurt
Hirsecreme*
Kompotte
Obstsalat
Topfencreme

Aufstriche & Brotbeläge
Avocadoaufstrich*
Fichtenwipfelgelee*
Holunder-Marmelade*
Honig
Kalter Braten
Käse
Knoblauchbutter*
Marmeladen
Nusscreme*
Quark
Salami
Schinken

Kuchen & Gebäck
Apfelbrot*
Apfelschnitten*
Backpulverbrot*
Bienenstich*
Bierlaibchen*
China-Mandelgebäck*
Dinkelbrot*
Heidelbeer Muffins*
Kokoskugeln*
Kürbiskipferl*
Mandelgebäck*
Obstkuchen*
Reisbrot*
Sauerteigbrot*
Sylter Riegel*
Zucchinischnitten*

Weizenfreie Rezepte

Markierte Rezepte * finden Sie im Rezeptteil

Teige
Hefeteig*
Kartoffelteig*
Mürbteig*
Nudeln hausgemacht*
Omelettenteig*
Palatschinkenteig*
Pizzateig*
Spätzle*
Strudelteig*

Salate
Blattsalatdressings*
Feldsalat*
Gurkensalatdressing*
Heringssalat*
Mexikanischer Salat*
Zucchinisalat*

Suppen
Bärlauchsuppe*
Broccolicremesuppe*
Gemüsefond
Grieß-Gemüsesuppe*
Grießnockerlsuppe*
Grünkerncremesuppe*
Karottencremesuppe*
Rindfleischbrühe*
Klare Suppe mit Reis
Knoblauchsuppe*
Vollkornschrotsuppe*

Soßen & Eingemachtes
Bärlauchpesto*
Eingelegte Gurken*
Grundsaucen*
Majonäse*
Tomatensauce

Hauptspeisen
Brathuhn
Dinkelnudelgerichte
Fisch-Schnitzel*
Forelle blau
Forelle in der Folie*
Grünkernbratlinge*
Gefüllte Kalbsschnitzel*
Gegrillte Spieße
Grillhähnchen
Herzogin-Kartoffeln*
Hirschgulasch*
Kartoffelgnocchi*
Kartoffelplätzchen*
Kartoffelpuffer*
Kartoffel-Tortilla*
Kidneybohneneintopf*
Kurzgebratenes
Lachsfilet*
Lammkotelett*
Linseneintopf*
Pilzrisotto*
Polentaschnitten*
Pute mit Dillgemüse*
Putengeschnetzeltes*
Pute Kartoffelkruste*
Rindfleisch gekocht*
Salatplatte mit Ei
Zucchiniauflauf*
Zucchinipuffer*

Desserts
Dinkelcreme*
Dinkelgrießpudding*
Fruchtjoghurt
Hirsecreme*
Kompotte
Obstsalat
Topfencreme

Aufstriche & Brotbeläge
Avocadoaufstrich*
Fichtenwipfelgelee*
Holunder-Marmelade*
Honig
Kalter Braten
Käse
Knoblauchbutter*
Marmeladen
Nusscreme*
Quark
Salami
Schinken

Kuchen & Gebäck
Apfelbrot*
Apfelschnitten*
Backpulverbrot*
Bienenstich*
Bierlaibchen*
Biskuitrolle*
China-Mandelgebäck*
Dinkelbrot*
Heidelbeer Muffins*
Inzeller Fitnesskuchen*
Karottenkuchen*
Kokoskuchen*
Kokoskugeln*
Kürbiskipferl*
Mandelgebäck*
Obstkuchen*
Preiselbeerkuchen*
Reisbrot*
Sauerteigbrot*
Schwarzwälder-Kirsch*
Sylter Riegel*
Zucchinischnitten*

Tabelle 71: Die Rezepte

Rezept	Seite	milchfrei	milcheiweißarm	lactosearm	eifrei	sojafrei	glutenfrei	histaminarm	fructosearm	nickelarm
Apfelbrot	196	•	•	•	•	•		•	•	
Apfelschnitten	185	•	•	•	•	•		•	•	•
Avocadoaufstrich	140	•	•	•	•	•	•	•	•	•
Backpulverbrot	204	•	•	•	•	•	•	•	•	•
Bärlauchsuppe	150	•	•	•	•	•	•			•
Bärlauchpesto	137	•	•	•	•	•	•	•	•	
Bandnudeln Spargel	164	•	•	•	•	•	•	•	•	•
Bienenstich	194		•	•	•	•		•	•	
Bierlaibchen	205	•	•	•	•	•			•	
Biskuitrolle	188	•	•	•		•	•	•	•	•
Blattsalatdressings	133	•	•	•	•	•	•	•	•	•
Broccolicremesuppe	147	•	•	•	•	•		•	•	
Dinkelbrot	200	•	•	•	•	•		•		•
Dinkelcreme	178	•	•	•	•	•		•		
Dinkelgrießpudding	179	•	•	•	•	•	•	•	•	•
Eingelegte Gurken	141	•	•	•	•	•	•	•	•	•
Feldsalatdressing	133			•	•	•	•	•	•	•
Fichtenwipfelgelee	182	•	•	•	•	•	•	•	•	•
Fisch-Schnitzel	168	•	•	•	•	•		•	•	•
Forelle in der Folie	167	•	•	•	•	•	•	•	•	•
Gef. Kalbsschnitzel	175		•		•	•	•	•	•	•
Gemüsefond	142	•	•	•	•	•	•	•	•	•
Grieß-Gemüsesuppe	149	•	•	•	•	•	•	•	•	•
Grießnockerlsuppe	144	•	•	•	•	•	•	•	•	•
Grünkernbratlinge	152	•		•	•	•		•		
Grünkerncremesuppe	145	•		•	•	•		•	•	
Grundsaucen	136	•	•	•	•	•	•	•	•	•
Gurkensalatdressing	134	•	•	•	•	•	•	•	•	•

Rezept	Seite	milchfrei	milcheiweißarm	lactosearm	eifrei	sojafrei	glutenfrei	histaminarm	fructosearm	nickelarm
Hefeteig	129	•	•	•	•	•		•	•	•
Heidelbeer Muffins	187	•	•	•	•	•		•		•
Heringssalat	135		•		•	•	•			
Herzogin-Kartoffeln	158	•	•	•	•	•	•	•	•	•
Hirschgulasch	176	•	•	•	•	•	•	•	•	•
Hirsecreme	177	•	•	•	•	•	•	•	•	
Holundermarmelade	180	•	•	•	•	•	•	•	•	•
Inzeller Fitnesskuchen	193	•	•	•		•		•	•	
Karottencremesuppe	148	•	•	•	•	•	•	•	•	•
Karottenkuchen	184	•	•	•		•	•	•	•	
Kartoffelgnocchi	157	•	•	•	•	•	•			•
Kartoffelplätzchen	156	•	•	•	•	•		•	•	•
Kartoffelpuffer	155	•	•	•	•	•	•	•	•	•
Kartoffelteig	123	•	•	•	•	•	•	•	•	•
Kartoffel-Tortilla	159	•	•	•		•	•	•	•	•
Kidneybohneneintopf	164	•	•	•	•	•	•			
Knusperwaffeln	189	•	•	•	•	•	•	•	•	•
Kürbiskipferl	198	•	•	•	•	•		•	•	
Klare Rindfleischbrühe	143	•	•	•	•	•	•	•	•	•
Knoblauchbutter	139		•	•	•	•	•	•	•	•
Knoblauchsuppe	151		•	•	•	•	•	•	•	•
Kokoskuchen	190	•	•	•		•				
Kokoskugeln	197		•	•	•	•	•	•	•	
Lachsfilet	169	•	•	•	•	•	•	•	•	•
Lammkotelett	170	•	•	•	•	•	•	•	•	•
Linseneintopf	165	•	•	•	•	•	•	•	•	
Majonäseersatz	138		•		•	•	•	•	•	•
Mandelgebäck	199	•	•	•	•	•	•	•	•	
Mexikanischer Salat	134	•	•	•	•	•	•	•	•	

Rezept	Seite	milchfrei	milcheiweißarm	lactosearm	eifrei	sojafrei	glutenfrei	histaminarm	fructosearm	nickelarm
Mürbteig	127	•	•	•	•	•		•	•	•
Nudeln hausgemacht	125	•	•	•	•	•	•	•	•	•
Nusscreme	181	•	•	•	•	•	•	•		
Obstkuchen	186		•		•	•	•	•	•	•
Omelettenteig	130	•	•	•		•		•	•	•
Palatschinkenteig	131	•	•	•	•	•	•	•	•	•
Pilzrisotto	153		•	•	•	•	•	•	•	•
Pizzateig	124	•	•	•	•	•		•	•	•
Polentaschnitten	154	•	•	•	•		•	•		
Preiselbeerkuchen	192		•	•		•	•			
Pute mit Dillgemüse	173		•	•	•	•	•	•	•	•
Putengeschnetzeltes	171		•	•	•	•	•	•	•	•
Putenschnitzel	172		•	•	•	•	•	•	•	•
Reisbrot	203	•	•	•	•	•	•	•		•
Rindfleisch gekocht	174	•	•	•	•	•	•	•	•	•
Sauerteigbrot	202	•	•	•	•	•		•		
Schwarzwälderkirsch	191		•			•	•	•	•	
Spätzle	126	•	•	•	•	•		•	•	•
Spaghetti Öl & Knobl.	163	•	•	•	•	•	•	•	•	•
Spaghetti pomodoro	162	•	•	•	•	•	•			•
Strudelteig	128	•	•	•	•	•		•	•	•
Sylter Riegel	195		•		•	•		•	•	
Vollkornschrotsuppe	146	•	•	•	•	•		•		
Zucchiniauflauf	160			•		•	•	•	•	•
Zucchinipuffer	161	•	•	•	•	•	•	•	•	•
Zucchinisalat	134	•	•	•	•	•	•	•	•	•
Zucchinischnitten	183	•	•	•	•	•		•	•	•

Kartoffelteig

Grundrezept

✓	milchfrei mit Margarine
✓	lactosearm
✓	sojafrei
✓	eifrei mit Eiersatz
✓	glutenfrei mit Kartoffelstärke
✓	histaminarm
✓	fructosearm mit hellem Grieß
✓	nickelarm mit hellem Mehl und hellem Grieß

Zutaten:

1 kg mehlige Kartoffeln
200 g Dinkelmehl, Typ 700 oder Kartoffelstärke
100 g Dinkelvollkorngrieß (weglassen bei glutenfrei)
1 Ei oder Eiersatz „statt Ei"
Muskat
1 TL Salz
30 g Butter oder milchfreie/sojafreie Margarine

Zubereitung:

Die gekochten Kartoffeln schälen und noch heiß pressen. Mit dem Mehl locker mischen und mit den übrigen Zutaten rasch zu einem Teig verarbeiten. Wird der Kartoffelteig zu lange bearbeitet, wird er zäh.

- die richtigen Kartoffeln sind wichtig: mehlig kochende verwenden!
- der Kartoffelteig wird ohne Grieß fester

glutenfrei:

statt Mehl und Grieß 150 g Kartoffel- oder Maisstärke verwenden

eifrei:

2 EL Sojamehl in 2 EL Wasser anrühren und als Eiersatz zugeben oder handelsüblichen Eiersatz verwenden

Pizzateig
Grundrezept

✓	milchfrei
✓	lactosefrei
✓	sojafrei
✓	eifrei
	glutenfrei
✓	histaminarm
✓	fructosearm
✓	nickelarm

Zutaten:
350 g helles Dinkelmehl
1 gestrichener TL Meersalz
20 g frische Backhefe
2 EL Olivenöl

Zubereitung:
Mehl und Salz in einer großen Schüssel mischen und in die Mitte eine Mulde drücken. Die Hefe hineinbröckeln und mit 6 EL lauwarmen Wasser verrühren. Etwas Mehl darüber streuen und mit einem Tuch abdecken. Die sogenannte Gärprobe an einem warmen Ort 15 Minuten gehen lassen. Der Hefeansatz soll sein Volumen verdoppeln.

Die Gärprobe mit dem übrigen Mehl, Öl und 160 ml lauwarmen Wasser zu einem glatten Teig verarbeiten. Der Hefeteig muss so lange geschlagen werden, bis er nicht mehr klebt. Dazu kann auch ein elektrisches Rührgerät mit Knethaken verwenden. Den Teig zugedeckt noch einmal gehen lassen, bis er sein Volumen verdoppelt hat.

Für den Pizzaboden wird der Teig ausgerollt und mit Öl oder Tomatenmark bestrichen. Für den Belag können verschiedenste Gemüse (Tomaten, Artischocken, Lauch, Paprika u.ä.), Pilze, Schinken oder Salami und Käse gewählt werden.

Eine histaminarme Pizza wird mit frischen Tomaten, Lauch, Artischocken, Oliven, Pilzen und Mozzarella belegt (Schinken, Salami, Tomatenhaltbarprodukte und Hartkäse sollte gemieden werden).

Pizzagewürze:
Salz, Pfeffer, Basilikum, Oregano, Rosmarin, Thymian, Bohnenkraut

Nudeln hausgemacht

Grundrezept

✓	**milchfrei**
✓	**lactosefrei**
✓	**sojafrei**
✓	**eifrei**
✓	**glutenfrei mit Buchweizen**
✓	**histaminarm**
✓	**fructosearm mit hellem Mehl**
✓	**nickelarm mit hellem Mehl**

Zutaten:

200 g Dinkel, sehr fein gemahlen (oder Buchweizen)
100 g helles Dinkelmehl
1 EL Olivenöl
1/2 TL Salz
lauwarmes Wasser nach Bedarf

Zubereitung:

Das Mehl auf ein Brett schütten und die übrigen Zutaten in eine Mulde geben. Alles mit einem Messer einarbeiten und gut verkneten. Den Teig solange schlagen, bis er glatt und fein ist und nicht mehr klebt. Zwei glatte Kugeln formen, mit Öl bepinseln, mit einer Schüssel zudecken und mindestens 30 Minuten ruhen lassen.

Danach den Teig messerrückendick ausrollen und auf Tüchern übertrocknen lassen, bis er nicht mehr klebt. Der Nudelteig kann in beliebige formen geschnitten werden.

Nudeln können auch auf Vorrat hergestellt werden. Dann darf jedoch kein Salz zugegeben werden. Die im Handel angebotenen Nudelmaschinen erleichtern die Herstellung.

Varianten:

Grüne Nudeln lassen sich durch Zugabe von passiertem Spinat oder püriertem, frischem Basilikum herstellen. Rote Nudeln erreicht man durch Zugabe von 1 bis 2 EL Tomatenmark. Sollen die Nudeln gelb sein, muss echter Safran beigemengt werden.

Spätzle
Grundrezept

✓	milchfrei
✓	lactosefrei
✓	sojafrei
✓	eifrei mit Eiersatz
	glutenfrei
✓	histaminarm
✓	fructosearm mit hellem Mehl
✓	nickelarm mit hellem Mehl

Zutaten:
100 g Dinkelvollkornmehl
100 g helles Dinkelmehl (oder 200 g helles Dinkelmehl)
2 Eier oder Eiersatz „statt Ei" für 2 Eier
Salz
knapp 1/4 l Wasser

Zubereitung:
Die Mehle in eine Schüssel geben, salzen, Eier oder Eiersatz zugeben und mit Wasser verrühren. Den Spätzleteig durch ein Spätzlesieb (Nockerlreibe) in kochendes Salzwasser reiben. Einige Minuten gar ziehen lassen.

Mürbteig

Grundrezept

✓	milchfrei mit Margarine
✓	lactosearm
✓	sojafrei
✓	eifrei
	glutenfrei
✓	histaminarm
✓	fructosearm mit Traubenzucker u. hellem Mehl
✓	nickelarm mit hellem Mehl

Zutaten:

200 g Dinkel, fein gemahlen
100 g Dinkelmehl, Typ 700
200 g Butter oder milchfreie/sojafreie Margarine
100 g brauner Zucker (oder Traubenzucker)
2 bis 3 EL Wasser
2 Msp. Backpulver

Zubereitung:

Das Mehl auf ein Brett geben und die Butter mit dem Mehl verbröseln. Danach alle trockenen Zutaten und anschließend alle feuchten Zutaten einarbeiten. Das Verarbeiten des Teiges soll möglichst rasch geschehen. Den Teig dann mindestens 1 Stunde kühl stellen.

Varianten:

- ein feiner Mürbteig wird mit 2 Dotter und 200 g Butter hergestellt
- verschiedene Geschmackszutaten variieren Ihren Mürbteig: Vanille, Zimt, Zitronenschale, Kakao
- wenn Sie Kalorien sparen wollen, ersetzen Sie einen Teil der Butter durch Magerquark (dann ist eventuell mehr Wasser nötig)

Strudelteig

Grundrezept ausgezogener Strudelteig

✓	**milchfrei**
✓	**lactosefrei**
✓	**sojafrei**
✓	**eifrei**
	glutenfrei
✓	**histaminarm**
✓	**fructosearm**
✓	**nickelarm**

Zutaten:

250 g helles Dinkelmehl
2 EL Sonnenblumenöl
ca. 1/8 l lauwarmes Wasser
Prise Salz

Zubereitung:

Dinkelmehl auf die Arbeitsfläche geben, Öl und Wasser zugeben, gut verkneten und schlagen. Danach eine Kugel formen, und mit Öl bestrichen ca. 30 Minuten ruhen lassen.

Teigkugel halbieren und jede Hälfte dünn ausziehen. Aber Vorsicht: Strudelteig aus Dinkelmehl lässt sich nicht so dünn ausziehen wie aus Weizenmehl, der Teig reißt leicht!

Mit Obst, Gemüse oder Quarkfüllung belegen, einrollen, mit Öl bepinseln und im Backrohr bei 180 ° etwa 30 Minuten backen.

Der Strudel kann süß (mit Obst) oder pikant (Gemüse, Fleisch) gefüllt werden.

Hefeteig
Grundrezept

✓	**milchfrei**
✓	**lactosefrei**
✓	**sojafrei**
✓	**eifrei**
	glutenfrei
✓	**histaminarm**
✓	**fructosearm**
✓	**nickelarm mit hellem Mehl**

Zutaten:
500 g Dinkelmehl Typ 700 (oder helles Dinkelmehl)
30 g Hefe
Salz
knapp 1/4 l Wasser, lauwarm
4 EL Raps- oder Sonnenblumenöl

Zubereitung:
Das Mehl in eine Schüssel geben und eine Mulde hineindrücken. Die Hefe hineinbröckeln und mit etwas lauwarmen Wasser glatt rühren. Diese „Gärprobe" etwa 15 Minuten gehen lassen. Das Salz und das Öl dazugeben und alles zusammen zu einem glatten Teig verarbeiten (mit dem Kochlöffel schlagen oder mit den Knethaken rühren). Danach den Hefeteig nochmals etwa 1/2 bis 1 Stunde gehen lassen. Wenn er sein Volumen verdoppelt hat, je nach Rezept weiterverarbeiten.

- die Zutaten für den Hefeteig müssen handwarm sein
- der Hefeteig ist richtig, wenn seine Oberfläche ganz glatt ist und er sich leicht von der Schüssel löst
- die beste Temperatur für den Hefeteig ist 30°C
- der Hefeteig gelingt immer, er braucht nur manchmal mehr Zeit
- Geschmackstoffe für süßen Hefeteig: Vanille, Zitrone, Rum
- für feinen Hefeteig gibt man 1 Dotter hinzu (Eiklar macht spröde)
- statt Wasser kann auch Milch verwendet werden (für süße Gerichte)
- ist der Hefeteig gut aufgegangen, stellt man ihn ins heiße Rohr und bäckt bei nachlassender Hitze
- ist der Hefeteig zu wenig aufgegangen, stellt man ihn ins mäßig warme Rohr und bäckt bei ansteigender Hitze (180 bis 200°C)

Omelettenteig

Grundrezept

✓	milchfrei mit Reismilch
✓	lactosefrei mit Reismilch
✓	sojafrei
	eifrei
✓	glutenfrei mit Buchweizen
✓	histaminarm
✓	fructosearm mit hellem Mehl
✓	nickelarm mit hellem Mehl

Zutaten:

170 g Kamut, fein gemahlen (oder helles Dinkelmehl)
2 Dotter
2 Eiklar
2 EL helles Dinkelmehl
1/4 l Milch oder Reismilch
Salz

Zubereitung:

Mehl und Salz mischen. Dotter und Milch mit dem Schneebesen einrühren und den Teig 20 Minuten quellen lassen. Aus dem Eiklar einen festen Schnee schlagen, salzen und nochmals schlagen. Kurz vor dem Backen den Schnee unter den Teig heben. Eine Pfanne mit Öl bepinseln und Omeletten backen.

Als pikante Fülle können gedünstete Champignons, gedünstetes Gemüse oder Hack verwendet werden.

Als süße Fülle eignen sich Früchte (Bananen, Beerenobst, Äpfel) oder Kokos (Kokosraspel, Orangensaft, geriebener Apfel, etwas Honig).

Palatschinkenteig

Grundrezept

✓	**milchfrei mit Reismilch**
✓	**lactosefrei mit Reismilch**
✓	**sojafrei**
✓	**eifrei mit Kartoffelstärke**
✓	**glutenfrei mit Buchweizen**
✓	**histaminarm**
✓	**fructosearm mit hellem Mehl**
✓	**nickelarm mit hellem Mehl**

Zutaten:

120 g Kamut, fein gemahlen (oder Buchweizen)
1 Ei oder 2 EL Kartoffelstärke
Salz
1/8 l Milch oder Reismilch
etwa 1/8 l Mineralwasser

Zubereitung:

Das gesalzene Mehl wird in einer Schüssel mit der Milch glatt verrührt, dann wird das Ei und das Mineralwasser eingerührt. Den Teig eine halbe Stunde quellen lassen. Eine Pfanne mit Öl auspinseln und heiß werden lassen. Dünne, goldgelbe Palatschinken backen.

Salatdressings

Säuerung:
1/2 l Würzessig erhalten Sie, indem Sie frische Kräuter nach Verträglichkeit (z. B. Thymian, Estragon, Lorbeer, Rosmarin) in 100 ml Essigessenz ansetzen und mit 400 ml Wasser auffüllen. Sie können Ihren Salat auch mit Balsamicoessig oder etwas Zitronensaft säuern. Balsamicoessig ist histaminarmer Weißweinessig, der durch jahrelange Lagerung in Eichenfässern besonders mild und doch geschmackvoll ist.

Öle:
Als Salatöle eignen sich besonders kaltgepresste Öle: Olivenöl, Distelöl, Maiskeimöl, Sonnenblumenöl, Kürbiskernöl und Rapsöl sind einige Beispiele für hochwertige Öle. Verwenden Sie Öle mit viel Eigengeschmack, wenn Sie Gewürze schlecht vertragen (Olivenöl, Kürbiskernöl). Aber Vorsicht: kaltgepresste Öle enthalten auch Eiweißbestandteile der jeweiligen Frucht! Kräuteröl können Sie einfach selbst herstellen: in ein geschmacklich neutrales Öl (z.B. Rapsöl, Sonnenblumenöl) Rosmarin, Knoblauchzehen und rote Chilis einlegen.

Senf:
Fertiger Senf ist eine Gewürzmischung aus Senfkörner, Wasser, Öl, Pfeffer, Estragon, Koriander, Paprika, Meerrettich u.a. Sie können Senf selbst herstellen, indem Sie 50 g Senfmehl mit 6 EL Wasser glatt rühren. Dann fügen Sie 1 EL Essigessenz, 1/2 TL Salz und 1 EL Zucker hinzu. Als Gewürze eignen sich weißer Pfeffer, geriebener Meerrettich, Estragon, Majoran, Thymian oder Rosmarin, nach Geschmack und Verträglichkeit.

Salz:
Verwenden Sie jodiertes Speisesalz. Kräutersalz oder Selleriesalz sind für Allergiker nicht empfehlenswert. Sie können sich jedoch Ihr persönliches Kräutersalz mischen.

Pfeffer:
Weißer Pfeffer ist reif geernteter Pfeffer und wird meistens besser vertragen als schwarze Pfeffer (unreife, getrocknete Pfefferkörner) oder Cayennepfeffer (aus Chillis). Kaufen Sie ganze Pfefferkorner, die in einer Pfeffermühle frisch gemahlen werden.

Dressing für Blattsalate

1 Kopfsalat oder Eisbergsalat
4 EL Olivenöl
2 EL Balsamicoessig
Meersalz
gemahlener weißer Pfeffer

✓	milchfrei
✓	lactosefrei
✓	sojafrei
✓	eifrei
✓	glutenfrei
✓	histaminarm
✓	fructosearm
✓	nickelarm

1 Kopfsalat oder Eisbergsalat
4 EL Kürbiskernöl
2 EL Weißweinessig
1 Bund Schnittlauch
Meersalz
gemahlener weißer Pfeffer

✓	milchfrei
✓	lactosefrei
✓	sojafrei
✓	eifrei
✓	glutenfrei
✓	histaminarm
✓	fructosearm
✓	nickelarm mit Balsamicoessig

Dressing für Feldsalat

250 g Feldsalat
100 g Quark (20%)
2 EL Pflanzliches Öl
1-2 EL Zitronensaft
Meersalz
1 Zehe Knoblauch
etwas Wasser

	milchfrei
✓	lactosearm
✓	sojafrei
✓	eifrei
✓	glutenfrei
✓	histaminarm
✓	fructosearm
✓	nickelarm

Dressing für Zucchinisalat

500 g geriebene Zucchini
4-5 EL Olivenöl
1 feingehackte Zwiebel
2 EL Zitronensaft
frische Basilikumblätter
Meersalz
Wasser

✓	milchfrei
✓	lactosefrei
✓	sojafrei
✓	eifrei
✓	glutenfrei
✓	histaminarm
✓	fructosearm
✓	nickelarm

Dressing für Gurkensalat

1 Salatgurke
1 Zwiebel oder Schalotte, gehackt
4 EL Maiskeimöl
2 EL Balsamicoessig
Meersalz
weißer Pfeffer
Dill

✓	milchfrei
✓	lactosefrei
✓	sojafrei
✓	eifrei
✓	glutenfrei
✓	histaminarm
✓	fructosearm mit Schalotte
✓	nickelarm

Mexikanischer Salat

1 Dose Gemüsemais
1 Dose Kidneybohnen
2 Frühlingszwiebeln
2 EL Balsamicoessig
5 EL Olivenöl
Meersalz
weißer Pfeffer
Dill

✓	milchfrei
✓	lactosefrei
✓	sojafrei
✓	eifrei
✓	glutenfrei
✓	histaminarm
✓	fructosearm
	nickelarm

Heringssalat

✓	milcheiweißarm
	lactosearm
✓	sojafrei
✓	eifrei
✓	glutenfrei
	histaminarm
	fructosearm
	nickelarm

Zutaten:
3 Pkg. Matjesfilet
2 Dosen Mischobst
1 Dose Mandarinen
1 Zwiebel oder Schalotte
2 Essiggurken
1 Apfel
Kapern

Marinade:
3 EL Sahne
2 EL Weinessig
Zucker
weißer Pfeffer

Zubereitung:
Matjesfilet in Streifen schneiden, Zwiebel hacken, Essiggurken und Apfel in Würfel schneiden. Alle Zutaten in einer Salatschüssel mischen. Die Marinade anrühren und den Salat damit anrichten, einige Stunden ziehen lassen.

Grundsaucen

Fett:
Butter oder pflanzliches Öl

Bindemittel:
Dinkelmehl Typ 700

Zum Aufgießen:
Brühe, Reismilch, Sahne

40 g Butter erhitzen, mit 25 bis 40 g Mehl (1-2 EL) bestäuben und kurz durchschwitzen lassen. Anschließend die heiße Schwitze mit 1/2 l kalter Milch ablöschen (oder die kalte Schwitze mit 1/2 l heißer Milch). Salz, wenig gemahlener weißer Pfeffer und etwas frisch geriebene Muskatnuss zufügen. Bei schwacher Hitze und gelegentlichem Rühren etwa 15 Minuten kochen lassen.

milchfrei:
mit Reismilch oder Gemüsebrühe ablöschen

glutenfrei:
mit Vollkornreismehl stauben und 20 Minuten quellen lassen
oder mit glutenfreiem Bindemittel (siehe Bezugsquellen) stauben

Varianten:
- In der Butter als Geschmacksträger Zwiebel oder Lauch andünsten.
- Die Sauce kann für Kartoffel- oder Nudelgerichte mit etwas geriebenem Käse verbessert werden. Mit geriebenem Meerrettich passt die Sauce zu gekochtem Rindfleisch.
- Für eine Kräutersauce werden frische oder tiefgekühlte Kräuter eingerührt.
- Mit Dinkelvollkornmehl wird die Sauce würziger (muss dann jedoch länger kochen).

Bärlauchpesto

✓	**milchfrei**
✓	**lactosefrei**
✓	**sojafrei**
✓	**eifrei**
✓	**glutenfrei**
✓	**histaminarm**
✓	**fructosearm**
	nickelarm

Zutaten:
100 g Bärlauch
100 g Rapsöl
1 TL Meersalz
50 g geschälte Mandeln

Zubereitung:
Die Zutaten im Mixer oder mit dem Pürierstab gut pürieren und in Gläser abfüllen. Mit einer Ölschicht bedeckt lagern. Die Gläser sind einige Monate haltbar. Um die Haltbarkeit zu verlängern, müssen sie eingefroren werden.

Bärlauch wächst im Frühling im feuchten, schattigen Gelände und darf nicht mit Maiglöckchenblättern verwechselt werden. Er riecht stark nach Knoblauch. Die Blätter sollten vor der Blüte gepflückt werden. Das Bärlauchpesto kann zum Würzen oder als Pesto für Nudeln verwendet werden.

Majonäse-Ersatz

✓	**milcheiweißarm**
	lactosefrei
✓	**sojafrei**
✓	**eifrei**
✓	**glutenfrei**
✓	**histaminarm**
✓	**fructosearm**
✓	**nickelarm**

Zutaten:

250 g QimiQ (stichfeste Sahne)
1/8 l Olivenöl
1 EL Estragon-Senf
Meersalz
weißer Pfeffer
Zitronensaft

Zubereitung:

Das QimiQ glatt rühren, Olivenöl und Senf dazugeben und gut würzen. So lange glatt rühren, bis eine cremige Masse entsteht. Im Kühlschrank aufbewahren, aber vor Gebrauch eine halbe Stunde in Zimmertemperatur stellen.

Knoblauchbutter

✓	**milcheiweißarm**
✓	**lactosearm**
✓	**sojafrei**
✓	**eifrei**
✓	**glutenfrei**
✓	**histaminarm**
✓	**fructosearm**
✓	**nickelarm**

Zutaten:

100 g Butter
3 Knoblauchzehen
1 EL Zitronensaft
1 EL Kresse, gehackt
1 EL Schnittlauch, gehackt
1 EL Weinbrand
Meersalz
weißer Pfeffer

Zubereitung:

Butter schaumig rühren. Die Knoblauchzehen fein hacken und mit den restlichen Zutaten unter die Butter rühren, pikant abschmecken.

Avocadoaufstrich

✓	**milchfrei**
✓	**lactosefrei**
✓	**sojafrei**
✓	**eifrei**
✓	**glutenfrei**
✓	**histaminarm**
✓	**fructosearm**
✓	**nickelarm**

Zutaten:
1 reife Avocado
1 Zitrone
Meersalz
weißer Pfeffer

Zubereitung:
Die Avocado schälen und mit einer Gabel zerdrücken oder mit dem Pürierstab pürieren. Mit Zitronensaft, Salz und Pfeffer abschmecken.

Den Avocadoaufstrich luftdicht aufbewahren, da er sich sonst schnell verfärbt.

Eingelegte Gurken

✓	**milchfrei**
✓	**lactosefrei**
✓	**sojafrei**
✓	**eifrei**
✓	**glutenfrei**
✓	**histaminarm**
✓	**fructosearm mit Traubenzucker**
✓	**nickelarm mit Balsamicoessig**

Zutaten:
2 kg Gurken
1/2 l Weißweinessig
1/2 kg Zucker oder Traubenzucker
300 g Frühlingszwiebeln
1 Meerrettichwurzel (Kren)
Meersalz
Einlegegewürz

Zubereitung:
Die Gurken schälen, halbieren, aushöhlen und in Würfel schneiden. In eine Schüssel geben, gut einsalzen und 24 Stunden kühl stehen lassen.

Am nächsten Tag die Frühlingszwiebeln in Streifen schneiden. Den Meerrettich schälen und würfeln, beides zusammen mit den Gewürzen zu den Gurken geben. Den Weinessig mit 1/2 Liter Wasser und dem Zucker aufkochen und die Gurken damit überbrühen. In Gläser abfüllen. Die eingelegten Gurken sind mindestens 6 Monate haltbar, schmecken aber in den ersten Wochen am besten.

Gemüsefond

✓	**milchfrei**
✓	**lactosefrei**
✓	**sojafrei**
✓	**eifrei**
✓	**glutenfrei**
✓	**histaminarm**
✓	**fructosearm mit Schalotten**
✓	**nickelarm**

Zutaten:
1 l Wasser
Gemüsereste: Karotten, Knollensellerie, Petersilienwurzel
Zwiebel oder Schalotten, Knoblauchzehen, Kohlrabi, Broccoli
auch Strünke (Broccoli, Kohlrabi) oder Schalen (Kohlrabi)
Suppengrün: Petersilie, Lauch, Sellerie, Liebstöckel
Meersalz, Pfefferkörner, Lorbeerblatt, Muskatnuss
1 TL pflanzliches Öl (Sonnenblumenöl, Rapsöl)

Zubereitung:
Das Öl in einem Topf erhitzen und die Gemüsestücke leicht bräunen. Mit Wasser aufgießen, Gewürze zugeben, 15 Minuten ziehen lassen und abseihen. Dieser Gemüsefond kann zum Aufgießen von Soßen und Suppen verwendet werden.

Suppeneinlagen:
Nudeln, Grießnockerl, Pfannkuchen, Gemüseraspeln

Klare Rindfleischbrühe

✓	milchfrei
✓	lactosefrei
✓	sojafrei
✓	eifrei
✓	glutenfrei
✓	histaminarm
✓	fructosearm mit Schalotten
✓	nickelarm

Zutaten:

1,5 l Wasser
500 g mageres Rindfleisch (Tafelspitz, Hochrücken, o.ä.)
Wurzelgemüse: Karotten, Knollensellerie, Petersilienwurzel
Zwiebel oder Schalotten, Knoblauchzehen
Suppengrün: Petersilie, Lauch, Sellerie, Liebstöckel
Meersalz, Pfefferkörner, Lorbeerblatt, Muskatnuss
1 TL pflanzliches Öl (Sonnenblumenöl, Rapsöl)

Zubereitung:

Das Wurzelgemüse mit dem Lauch im Öl anrösten, bis es würzig duftet. Die Zwiebel halbieren, die Schnittfläche auf der Herdplatte bräunen. Mit Wasser aufgießen, das Fleisch, die Gewürze, Zwiebel, die ganzen Knoblauchzehen und das Suppengrün dazugeben und zum Kochen bringen. 1,5 bis 2 Stunden leicht wallend kochen, im Dampfdruckkochtopf etwa 30 Minuten.

Die Brühe abseihen, mit einer Suppeneinlage, Schnittlauch und event. Rindfleischwürfeln servieren.

Nach Verträglichkeit kann auch Stangensellerie dazugenommen werden (gibt einen sehr pikanten Geschmack).

Suppeneinlagen:

Nudeln, Grießnockerl, Pfannkuchen, Gemüseraspeln

Grießnockerlsuppe

✓	**milchfrei mit Margarine**
✓	**lactosearm**
✓	**sojafrei**
✓	**eifrei mit Kartoffelmehl**
✓	**glutenfrei mit Maisgrieß**
✓	**histaminarm**
✓	**fructosearm mit hellem Grieß**
✓	**nickelarm mit hellem Grieß**

Zutaten:
30 g Butter oder milchfreie/sojafreie Margarine
80 g Dinkelvollkorngrieß oder Maisgrieß (Polenta)
Salz
Muskatnuss, frisch gerieben
Petersilie oder Kresse
1/8 l Wasser
1 Ei oder 2 EL Kartoffelmehl
3/4 l klare Brühe

Zubereitung:
Die Grießnockerl werden aus einem Brandteig zubereitet. Das Wasser mit der Butter, Salz und Muskatnuss zum Kochen bringen, den Grieß einstreuen und unter Rühren erhitzen, bis sich der Teigklumpen vom Topfboden löst und leicht weiß anläuft. Den Teig etwas auskühlen lassen und dann das Ei oder das Kartoffelmehl und die Petersilie oder Kresse einrühren. Der Brandteig soll vor der Weiterverarbeitung mindestens 20 Minuten quellen. Mit einem kleinen Löffel Nockerl abstechen und in leicht kochendem Salzwasser 10 Minuten ziehen lassen.

Varianten:
Statt Dinkelgrieß kann auch Grünkerngrieß, Grünkernmehl, Hirsemehl oder Maisgrieß verwendet werden. Aus Hirse oder Mais sind die Nockerl glutenfrei.

Grünkerncremesuppe

✓	**milchfrei**
✓	**lactosefrei**
✓	**sojafrei**
✓	**eifrei**
	glutenfrei
✓	**histaminarm ohne Wein**
✓	**fructosearm**
	nickelarm

Zutaten:
1 l Wasser
1 1/2 Gemüsebrühwürfel
100 g Grünkern, fein gemahlen
2 EL Weißwein
2 EL Kräuter (Schnittlauch, Petersilie, Kerbel, Liebstöckel...)

Zubereitung:
Das Wasser mit den Brühwürfeln zum Kochen bringen. Das Grünkernmehl mit dem Schneebesen in die Brühe rühren, einmal aufkochen und 20 Minuten quellen lassen. Den Weißwein in die Suppe rühren und mit Kräutern verfeinern.

Varianten:
Die Grünkernsuppe schmeckt sogar mit den Grundzutaten Grünkernmehl, Wasser und Salz sehr gut. Das Rezept kann nach Belieben variiert werden: mit geraspeltem Gemüse, etwas Butter, kaltgepresstem Öl oder saurer Sahne.

Vollkornschrotsuppe

✓	milchfrei
✓	lactosefrei
✓	sojafrei
✓	eifrei
	glutenfrei
✓	histaminarm ohne Wein
	fructosearm
	nickelarm

Zutaten:
1 Zwiebel
1 EL Pflanzenöl
1 EL Wasser
50 g Dinkelschrot
1 l Wasser
2 Gemüsebrühwürfel
400 g geraspelte Karotten und Kohlrabi
30 g kaltgepresstes Pflanzenöl
2 EL Weißwein
1 TL Majoran, Muskatnuss, Salz, Kresse

Zubereitung:
Das Öl mit 1 EL Wasser erhitzen und die Zwiebel darin einige Minuten dünsten. Den Dinkelschrot darüber streuen und unter umrühren kurz rösten, bis es würzig duftet. Mit Wasser aufgießen, die Brühwürfel dazugeben und etwa 10 Minuten leicht köcheln lassen. Das rohe Gemüse in die Suppe geben und nicht mehr kochen. Nach Belieben mit kaltgepresstem Öl, Wein und Gewürzen verfeinern.

Varianten:
Schrotsuppen können aus verschiedenen Getreiden hergestellt werden. Grünkern gibt der Suppe einen besonders pikanten Geschmack. Das rohe Gemüse in der Suppe soll als „Rohkostvariation“ und damit als Vitaminquelle dienen. Das Gemüse kann natürlich auch weichgekocht werden, wodurch es für Allergiker verträglicher wird.

Broccolicremesuppe

✓	milchfrei mit Rapsöl
✓	lactosearm
✓	sojafrei
✓	eifrei
	glutenfrei
✓	histaminarm
✓	fructosearm m. Schalotten u. hellem Dinkelmehl
	nickelarm

Zutaten:

1 Zwiebel oder Schalotte, würfelig geschnitten
500 g Broccoli
2 EL Butter oder Rapsöl
2 – 3 EL Vollkornhafermehl, Haferflocken oder helles Dinkelmehl
1 l Wasser
Gemüsebrühe
Meersalz
weißer Pfeffer
Muskatnuss
Zitronenmelisse

Zubereitung:

Broccoli putzen, in kleine Röschen teilen und waschen. Die Zwiebel schälen und fein hacken.

Die Butter in einem Topf erhitzen, die Zwiebel darin glasig dünsten, Broccoli dazugeben und kurz mitschwitzen. Mit Vollkornhafermehl bestreuen, mit Wasser auffüllen und mit Gemüsebrühe, Salz, Pfeffer und Muskat würzen. Die Suppe bei mäßiger Hitze etwa 10 Minuten köcheln lassen.

Anschließend die Suppe mit Mixer oder Pürierstab pürieren. Eventuell kann die Suppe mit etwas Sahne verfeinert werden. Mit Zitronenmelisse garniert servieren.

Karottencremesuppe

✓	milchfrei mit Rapsöl
✓	lactosearm
✓	sojafrei
✓	eifrei
✓	glutenfrei
✓	histaminarm
	fructosearm
✓	nickelarm mit hellem Mehl

Zutaten:

500 g Karotten
1 Liter Gemüsebrühe
1 Zwiebel
50 g Hirse, fein gemahlen (oder helles Dinkelmehl)
wenig Nelkenpulver
Meersalz
Zucker
1 EL Butter oder Rapsöl
Schnittlauch gehackt

Zubereitung:

Die Zwiebel in Butter leicht anrösten. Die geschnittenen Karotten zugeben, mit Hirsemehl stauben, kurz rösten und mit Gemüsebrühe aufgießen. Die Karotten weichkochen, mit den Gewürzen abschmecken, eventuell pürieren und mit Schnittlauch servieren.

Grieß-Gemüsesuppe

✓	milchfrei
✓	lactosefrei
✓	sojafrei
✓	eifrei
✓	glutenfrei mit Maisgrieß
✓	histaminarm
✓	fructosearm mit Kohlrabi und hellem Grieß
✓	nickelarm mit hellem Grieß

Zutaten:
100 g Frühlingszwiebeln
250 g Karotten oder Kohlrabi
100 g Dinkelgrieß oder Maisgrieß (Polenta)
2 EL Rapsöl oder Sonnenblumenöl
3/4 l Gemüsebrühe
Meersalz, Pfeffer, Schnittlauch

Zubereitung:
Die Zwiebel in Öl leicht andünsten. Die geschnittenen Karotten zugeben, mit Grieß stauben, kurz rösten und mit Gemüsebrühe aufgießen. Die Karotten weichkochen und mit den Gewürzen abschmecken. Die Suppe mit Schnittlauch servieren.

Varianten:
Kohlrabi statt Karotten, Weizenvollkorngrieß statt Dinkelgrieß.

Bärlauchsuppe

✓	**milchfrei mit Reismilch**
✓	**lactosefrei mit Reismilch**
✓	**sojafrei**
✓	**eifrei**
✓	**glutenfrei mit Buchweizen**
✓	**histaminarm ohne Spinat**
✓	**fructosearm m. Schalotten u. hellem Dinkelmehl**
✓	**nickelarm mit hellem Mehl**

Zutaten:
1 Zwiebel oder Schalotte, würfelig geschnitten
1 EL Rapsöl
1 l Gemüsefond
30 g Dinkelmehlvollkornmehl (bzw. Buchweizen oder helles Dinkelmehl)
Bärlauch
1/16 l Sahne oder Reismilch
Zitronensaft
Meersalz

Zubereitung:
Zwiebel in Butter und 1 EL Gemüsefond glasig andünsten. Das Dinkelmehl einrühren und mit etwas Gemüsefond glattrühren. Mit dem restlichen Gemüsefond aufgießen und etwa 5 Minuten köcheln lassen.

Den Bärlauch in Streifen schneiden, in die Suppe geben und nochmals 5 Minuten kochen, danach den Topf vom Herd nehmen.

Die Bärlauchsuppe mit Sahne oder Reismilch verfeinern und mit Zitronensaft und Salz abschmecken.

Variante:
Blattspinat statt Bärlauch (mit Knoblauch abschmecken)

Knoblauchsuppe

✓	**milcheiweißarm**
✓	**lactosefrei ohne Sahne**
✓	**sojafrei**
✓	**eifrei**
✓	**glutenfrei mit Pfeilwurzmehl**
✓	**histaminarm**
✓	**fructosearm mit Schalotten**
✓	**nickelarm**

Zutaten:
1 Zwiebel oder Schalotte, würfelig geschnitten
20 g Butter
3 EL helles Dinkelmehl oder Pfeilwurzmehl
1 Liter Gemüsebrühe
4 Knoblauchzehen
3 EL Sahne 30%
Schnittlauch

Zubereitung:
Die Butter vorsichtig erhitzen und die Zwiebel darin glasig werden lassen. Mit Mehl stauben und mit Gemüsebrühe aufgießen. Die kleingeschnittenen Knoblauchzehen dazugeben und einige Minuten kochen lassen. Die Suppe mit einem Pürierstab oder in der Küchenmaschine pürieren und eventuell mit Sahne verfeinern. Mit Schnittlauch bestreut servieren.

Grünkernbratlinge

✓	**milchfrei**
✓	**lactosefrei**
✓	**sojafrei**
✓	**eifrei mit Kartoffelmehl**
	glutenfrei
✓	**histaminarm**
	fructosearm
	nickelarm

Zutaten:
200 g Grünkern, grob geschrotet
1/2 l Wasser
1 Gemüsebrühwürfel oder 2 TL Gemüsebrühe
1 feingehackte Zwiebel
1 Lorbeerblatt
2 EL Kartoffelstärke oder 1 Ei
Meersalz, Pfeffer
3 Zehen Knoblauch
Öl zum Braten

Zubereitung:
Wasser, Zwiebel, Lorbeerblatt und Gemüsebrühe zum Kochen bringen. Den Grünkern einrühren, einige Minuten kochen und mindestens 20 Minuten (oder über Nacht stehen) quellen lassen. Die übrigen Zutaten in die überkühlte Masse rühren und mit den Gewürzen pikant abschmecken. Kleine, dünne Bratlinge formen und in Pflanzenöl braten.

Sauce: Gemüsesauce, Käsesauce

Beilagen: Salzkartoffeln, Blattsalate

Variante:
Statt dem Kartoffelmehl kann auch nach Verträglichkeit 1 Ei zur Bindung verwendet werden. Die Bratlinge schmecken auch fettfrei gut: auf den Grillrost legen und kurz grillen. Eventuell mit Ananas und Käsescheiben belegen.

Pilzrisotto mit Petersilie

✓	**milcheiweißarm**
✓	**lactosefrei ohne Sahne**
✓	**sojafrei**
✓	**eifrei**
✓	**glutenfrei**
✓	**histaminarm**
✓	**fructosearm mit Schalotten und weißem Reis**
✓	**nickelarm ohne Petersilie**

Zutaten:
25 g getrocknete Steinpilze
2 Zwiebeln oder Schalotten
1 EL pflanzliches Öl
1 EL Butter
350 g Naturreis (oder weißer Reis)
700 ml heißes Wasser
Meersalz, weißer Pfeffer
250 g Champignons
1 Bund Petersilie
100 g Sahne

Zubereitung:
Die Steinpilze in heißem Wasser 15 Minuten quellen lassen. Die Zwiebeln schälen und fein schneiden. Das Öl und die Hälfte der Butter in einem Topf erhitzen und die Zwiebeln darin glasig dünsten. Den Reis dazugeben, mit heißem Wasser aufgießen und mit Salz würzen. Den Reis zum Kochen bringen und zugedeckt bei schwacher Hitze etwa 40 Minuten ausquellen lassen.

Die Pilze in Scheiben schneiden. 10 Minuten vor Ende der Garzeit des Reises die restliche Butter in einem Topf erhitzen. Beide Pilzsorten bei mittlerer Hitze etwa 5 Minuten dünsten, die Flüssigkeit einkochen lassen. Die Pilze mit Salz und Pfeffer abschmecken. Die Petersilie waschen und klein schneiden. Die Sahne halbsteif schlagen. Den Reis mit den Pilzen, der Petersilie und dem Käse vermengen und die Sahne vorsichtig unterziehen. Statt Petersilie kann auch Kresse verwendet werden. Das Risotto sofort servieren.

Beilage: Blattsalate

Polentaschnitten

✓	**milchfrei**
✓	**lactosefrei**
	sojafrei
✓	**eifrei**
✓	**glutenfrei**
✓	**histaminarm**
	fructosearm
	nickelarm

Zutaten:
1/2 l Gemüsebrühe
125 g Polenta (Maisgrieß)
100 g Tofu, in kleine Würfel geschnitten
1 EL Sojasauce
Kresse
Meersalz
weißer Pfeffer

Zubereitung:
Gemüsebrühe aufkochen, Polenta einstreuen und 15 Minuten auf kleiner Flamme unter ständigem Rühren kochen. Vom Herd nehmen, den mit Sojasauce marinierten Tofu einrühren, Kresse untermischen und in eine Auflaufform oder auf ein Blech streichen und auskühlen lassen.

Polenta in Rechtecke schneiden. Die Schnitten können eventuell noch in Öl gebraten werden.

Beilage:
Salate

Kartoffelpuffer

✓	milchfrei
✓	lactosefrei
✓	sojafrei
✓	eifrei mit Eiersatz
✓	glutenfrei mit Hirseflocken
✓	histaminarm ohne Sauerkraut
✓	fructosearm mit Dinkelmehl
✓	nickelarm mit hellem Dinkelmehl

Zutaten:

800 g Kartoffeln
5 EL Haferflocken (bzw. Hirseflocken oder helles Dinkelmehl)
1 Ei oder Eiersatz „statt Ei“ für 1 Ei
Meersalz
frisch gemahlener weißer Pfeffer
frisch gemahlene Muskatnuss
2 EL pflanzliches Öl

Zubereitung:

Die Kartoffeln schälen und reiben. Kartoffeln, Haferflocken und Ei mischen und mit den Gewürzen verfeinern.
Aus der Masse kleine Puffer formen und in heißem Öl goldgelb braten.

Variante:

Die Puffer können nach Belieben abgewandelt werden. Man kann feingeraspeltes Gemüse (Karotten, Kohlrabi, Zucchini u.ä.), frische Kräuter oder Sauerkraut dazugeben. Statt den Haferflocken kann auch Vollkornmehl zum Binden verwendet werden.

Beilage:

Blattsalate, Sauerkraut, Apfelmus

Kartoffelplätzchen

✓	**milchfrei**
✓	**lactosefrei**
✓	**sojafrei**
✓	**eifrei**
	glutenfrei
✓	**histaminarm**
✓	**fructosearm mit hellem Grieß**
✓	**nickelarm**

Zutaten:
500 g Kartoffeln
Meersalz
150 g weißes Dinkelmehl
50 g Dinkelvollkorngrieß (oder heller Dinkelgrieß)
50 g Kartoffelstärke
weißer Pfeffer
Muskatnuss

Zubereitung:
Die Kartoffel in der Schale weich kochen, schälen und durch die Kartoffelpresse drücken. Die Masse mit Mehl, Grieß, Stärke, Salz, Pfeffer und Muskat zu einem formbaren Teig verkneten. Wenn der Teig zu weich ist, noch etwas Grieß dazugeben.

Aus dem Teig eine Rolle formen und Scheiben abschneiden. Diese Kartoffelplätzchen werden in heißem Öl goldgelb gebraten.

Beilage:
Gemüse
Blattsalat und Sauce

Kartoffelgnocchi in Tomatensauce

✓	milchfrei
✓	lactosefrei
✓	sojafrei
✓	eifrei
✓	glutenfrei ohne Dinkel
	histaminarm
	fructosearm
✓	nickelarm mit hellem Grieß u. frischen Tomaten

Zutaten:
500 g Kartoffeln
Meersalz
150 g helles Dinkelmehl oder Kartoffelstärke
50 g Dinkelvollkorngrieß oder Maisgrieß
weißer Pfeffer
Muskatnuss
1 Dose geschälte Tomaten
1 Zwiebel oder Schalotte, fein gehackt
2 Knoblauchzehen
2 EL Olivenöl
Meersalz, Basilikum

Zubereitung:
Die Kartoffel in der Schale weich kochen, schälen und durch die Kartoffelpresse drücken. Die Masse mit Mehl, Grieß, Salz, Pfeffer und Muskat zu einem formbaren Teig verkneten. Wenn der Teig zu weich ist, noch etwas Grieß dazugeben.

Vom Kartoffelteig mit 2 nassen Teelöffeln Klößchen abstechen und in Salzwasser kochen, bis sie an die Oberfläche steigen. Die Gnocchi mit einem Schaumlöffel herausnehmen und abtropfen lassen.

Für die Sauce die Zwiebel und den Knoblauch in Olivenöl andünsten. Die Tomaten dazugeben und einige Minuten köcheln lassen. Mit Salz und Basilikum pikant abschmecken.

Beilage:
Blattsalate

Herzogin-Kartoffeln

✓	**milchfrei mit Margarine**
✓	**lactosearm**
✓	**sojafrei**
✓	**eifrei**
✓	**glutenfrei**
✓	**histaminarm**
✓	**fructosearm**
✓	**nickelarm**

Zutaten:
1 kg Kartoffeln
Meersalz
120 g Butter oder milchfreie/sojafreie Margarine
weißer Pfeffer aus der Mühle
Muskatnuss, frisch gerieben
2 EL Petersilie
2 EL pflanzliches Öl

Zubereitung:
Die Kartoffeln kochen (im Dampfdruckkochtopf) und noch warm durch die Kartoffelpresse drücken. Die restlichen Zutaten untermischen und mit einem Spritzbeutel Rosetten auf ein befettetes Blech spritzen. Im Rohr bei 180°C backen, bis die Rosetten goldgelb sind.

Kartoffel-Tortilla

✓	**milchfrei**
✓	**lactosefrei**
✓	**sojafrei**
	eifrei
✓	**glutenfrei**
✓	**histaminarm**
✓	**fructosearm mit Schalotten**
✓	**nickelarm**

Zutaten:
500 g Kartoffeln
2 Zwiebeln oder Schalotten
4 EL Rapsöl
Meersalz
weißer Pfeffer
4 Eier
Schnittlauch

Zubereitung:
Die Kartoffeln schälen und hobeln. Die Zwiebeln in Ringe schneiden. Das Öl in einer Pfanne erhitzen und die Zwiebeln leicht anrösten. Die Kartoffelscheiben dazugeben, in der Pfanne verteilen, salzen und pfeffern. Die Kartoffeln bei niedriger Hitze unter ständigem Wenden braten (mindest. 10 Minuten) bis sie weich und braun sind. Die Eier verquirlen und über die Kartoffeln gießen. Die Tortilla ist fertig, wenn die Eier gestockt sind. Mit Schnittlauch bestreut servieren.

Beilage:
Blattsalate

Zucchiniauflauf

	milchfrei
✓	**lactosearm**
✓	**sojafrei**
✓	**eifrei mit Eiersatz**
✓	**glutenfrei mit Hirseflocken**
✓	**histaminarm mit jungem Käse**
✓	**fructosearm mit Schalotten und Hirseflocken**
✓	**nickelarm mit hellem Dinkelmehl statt Hafer-/ Hirseflocken**

Zutaten:

400 g Zucchini, grob geraspelt
200 g Champignons, blättrig geschnitten
1 Zwiebel oder Schalotte, gehackt
3 Zehen Knoblauch, gehackt
2 EL Öl
250 g Quark
1 Ei oder Eiersatz „statt Ei“ für 1 Ei
80 g in Gemüsebrühe eingeweichte Hafer- oder Hirseflocken
Käsereste
1 Tomate
Schnittlauch, Kerbel
Meersalz, weißer Pfeffer

Zubereitung:

Zwiebel, Knoblauch, Zucchini und Champignons in Öl und 2 EL Wasser dünsten und vom Herd nehmen. Quark mit Ei verrühren, pikant abschmecken und mit der Zucchinimasse vermengen. Zuletzt die gequollenen und gut ausgedrückten Haferflocken darunter mischen.

Die Masse in eine geölte Auflaufform füllen, eventuell mit Tomatenscheiben belegen und mit Käseraspel bestreuen. Im vorgeheizten Rohr bei 200° C etwa eine halbe Stunde backen. Der Käse sollte leicht braun werden.

Zucchinipuffer mit Sauerkraut

✓	milchfrei
✓	lactosefrei
✓	sojafrei
✓	eifrei mit Kartoffelstärke
✓	glutenfrei mit Buchweizen
✓	histaminarm ohne Sauerkraut
	fructosearm
✓	nickelarm mit hellem Dinkelmehl und ohne Sauerkraut

Zutaten:
800 g Zucchini, grob geraspelt
1 Kartoffel, geschält und fein geraspelt
120 g Dinkelvollkornmehl
(bzw. Buchweizenmehl oder helles Dinkelmehl)
1 Ei oder 50 g Kartoffelstärke
Meersalz
frisch gemahlener weißer Pfeffer
frisch gemahlene Muskatnuss
Saft von 1/2 Zitrone
Rapsöl zum Braten
500 g Sauerkraut
Wacholderbeeren
1/2 Zwiebel

Zubereitung:
Geraspelte Zucchini und Kartoffel mischen, Mehl und Ei bzw. Stärke unterrühren. Mit Salz, Pfeffer, Muskat und Zitronensaft abschmecken. Aus der Masse kleine Puffer formen und in heißem Öl braten.

Für das Sauerkraut zuerst Zwiebel in wenig Öl andünsten, dann das Sauerkraut und die Wacholderbeeren dazugeben und einige Minuten köcheln lassen.

Spaghetti al pomodoro

✓	milchfrei
✓	lactosefrei
✓	sojafrei
✓	eifrei
✓	glutenfrei mit Spezialnudeln
	histaminarm
	fructosearm
✓	nickelarm

Zutaten:
4 Fleischtomaten
4 Knoblauchzehen, feingehackt
2 gehackte Zwiebeln
1 getrocknete Pfefferschote
3 EL Olivenöl
Meersalz
schwarzer Pfeffer aus der Mühle
400 g Spaghetti aus Hartweizen oder glutenfreie Nudeln
Basilikum, frisch oder getrocknet

Zubereitung:
Nudeln in Salzwasser al dente kochen (8 bis 10 Minuten). Die Tomaten mit kochendem Wasser überbrühen, enthäuten (oder Tomaten aus der Dose) und würfelig schneiden. In einer hohen Pfanne Zwiebel, Knoblauch und die zerbröselte Pfefferschote leicht anrösten und würzen. Die Tomatenwürfel dazugeben und kurz anschmoren. Zum Schluss die abgetropften Nudeln mit dem Gemüse vermischen. Mit Salz und Pfeffer abschmecken und mit Basilikum bestreut servieren.

Spaghetti mit Öl und Knoblauch

✓	milchfrei
✓	lactosefrei
✓	sojafrei
✓	eifrei
✓	glutenfrei mit Spezialnudeln
✓	histaminarm
✓	fructosearm
✓	nickelarm

Zutaten:
500 g Spaghetti aus Hartweizengrieß (ohne Ei)
2 Schalotten
4 Knoblauchzehen
1/8 l Olivenöl
1 getrocknete rote Pfefferschote
Meersalz

Zubereitung:
Nudeln in Salzwasser al dente kochen (8 bis 10 Minuten). Schalotten und Knoblauchzehen schälen und fein hacken. Das Olivenöl in einer Pfanne erhitzen, Zwiebeln und Knoblauch darin goldgelb anbraten und die Pfefferschote im Ganzen zugeben. Sie sollte kurz vor dem Servieren wieder entfernt werden. Die Spaghetti mit der Soße mischen und servieren.

Bandnudeln mit Spargel

✓	**milchfrei**
✓	**lactosefrei**
✓	**sojafrei**
✓	**eifrei**
✓	**glutenfrei mit Spezialnudeln**
✓	**histaminarm ohne Prosecco, junger Gouda statt Parmesan**
✓	**fructosearm mit Schalotten**
✓	**nickelarm**

Zutaten:

400 g Bandnudeln
1 gehackte Zwiebel oder Schalotte
1/2 kg geschälter Spargel, in Stücke geschnitten
Olivenöl
1 Glas Prosecco
1 EL gehackte Petersilie
Butter oder milchfreie/sojafreie Margarine
Meersalz
weißer Pfeffer
Parmesan (oder junger Gouda)

Zubereitung:

Nudeln in Salzwasser al dente kochen (8 bis 10 Minuten), abschrecken mit kaltem Wasser und mit zerlassener Butter und Parmesan mischen. Olivenöl erhitzen, Spargel zugeben, würzen, den Prosecco (oder Wasser) zugießen und dünsten lassen. Die Bandnudeln mit der Spargelsoße servieren.

Linseneintopf vegetarisch

✓	milchfrei
✓	lactosefrei
✓	sojafrei
✓	eifrei
✓	glutenfrei
✓	histaminarm
	fructosearm
	nickelarm

Zutaten:
300 g Linsen
1 1/4 l Wasser
200 g Karotten, würfelig geschnitten
250 g Sellerie, würfelig geschnitten
30 g Petersilienwurzel, würfelig geschnitten
2 Knoblauchzehen, gehackt
1 große Zwiebel, in Viertel geschnitten
8-10 Nelken
3 EL Gemüsebrühe
350 g Weißkohl, in Streifen geschnitten
Pfeffer, Paprika, Meersalz
4 Scheiben Ananas, in Stücke geschnitten
etwas Weißweinessig

Zubereitung:
Die Linsen über Nacht einweichen. Zwiebel mit Nelken spicken. Karotten, Sellerie, Petersilienwurzel, Knoblauch und Gemüsebrühe zusammen mit der Zwiebel zu den Linsen geben. Den Eintopf etwa 20 Minuten garen. Den Weißkohl dazugeben und weitere 15 Minuten kochen. Zwiebel entfernen.

Der Eintopf wird mit Pfeffer, Paprika und Salz gewürzt. Die Ananasstücke hinzufügen und aufkochen. Eventuell mit Weinessig abschmecken.

Beilage:
Brot

Kidneybohneneintopf

✓	**milchfrei ohne Sahne**
✓	**lactosefrei ohne Sahne**
✓	**sojafrei**
✓	**eifrei**
✓	**glutenfrei mit Pfeilwurzmehl**
	histaminarm
✓	**fructosearm mit Schalotten, Kohlrabi statt Karotten**
	nickelarm

Zutaten:
1 Zwiebel oder Schalotte, würfelig geschnitten
250 g Kidneybohnen
2 Karotten
1 Stange Lauch
2 EL Olivenöl
3/4 l Gemüsebrühe
1 rote und eine grüne Paprikaschote
2 EL Tomatenmark
3 EL helles Dinkelmehl oder Pfeilwurzmehl
1 EL Paprika edelsüß, Meersalz, weißer Pfeffer
100 g saure Sahne
Schnittlauch

Zubereitung:
Kidneybohnen über Nacht einweichen. Kidneybohnen aus der Dose abspülen. Karotten schälen und würfeln. Lauch putzen und in feine Ringe schneiden. Die Hälfte des Öls in einem Topf erhitzen und die Zwiebel darin andünsten. Die Bohnen und die Gemüsebrühe dazugeben. Nach etwa 20 Minuten das restliche Gemüse dazugeben und fertig garen.

Die Paprikaschoten halbieren, entkernen und in kleine Würfel schneiden. Das restliche Olivenöl erhitzen und die Paprikawürfel zugeben. Das Tomatenmark unterrühren und mit Mehl stauben. Mit der Bohnenbrühe aufgießen. Den Eintopf mit Paprika, Salz und Pfeffer pikant abschmecken.

Den Bohneneintopf mit einem Klecks saure Sahne und Schnittlauch servieren.

Forelle in der Folie

✓	**milchfrei mit Margarine**
✓	**lactosearm**
✓	**sojafrei**
✓	**eifrei**
✓	**glutenfrei**
✓	**histaminarm**
✓	**fructosearm**
✓	**nickelarm**

Zutaten:

4 Forellen
4 EL Zitronensaft
Meersalz
4 Knoblauchzehen, feingehackt
4 TL Butter oder milchfreie/sojafreie Margarine
1 kg Kartoffel
1 Kästchen Kresse
40 g Butter oder milchfreie/sojafreie Margarine
1 Kopfsalat
2 EL Balsamicoessig
4 EL Olivenöl
Salz, weißer Pfeffer
1 Bund Schnittlauch, gehackt

Zubereitung:

Forellen säubern, salzen und säuern und auf entsprechend große Stücke Alufolie legen. Die Forellen mit Butter und Knoblauch füllen. Die Folie sorgfältig schließen und auf ein Backblech legen. Im vorgeheizten Backrohr bei 200°C etwa 25 Minuten garen.

Die Kartoffeln in der Schale dämpfen (Druckkochtopf) oder kochen, schälen, in der Butter schwenken und mit Kresse garnieren.

Salat putzen und waschen. Aus den übrigen Zutaten ein Dressing bereiten und den Salat damit anmachen.

Fisch-Schnitzel

✓	**milchfrei mit Margarine**
✓	**lactosefrei mit Margarine**
✓	**sojafrei**
✓	**eifrei**
	glutenfrei
✓	**histaminarm**
✓	**fructosearm**
✓	**nickelarm**

Zutaten:
4 Fischfilets (4 Forellenfilets oder 8 Strömlingsfilets)
Meersalz
weißer Pfeffer
feingehackter Dill
Roggenmehl
100 g Butter oder milchfreie/sojafreie Margarine

Zubereitung:
Die Hälfte der Fische mit der Hautseite nach unter auf Backpapier legen. Mit Salz und Pfeffer würzen, Dill (oder Schnittlauch) darüberstreuen. Jedes Filet mit einem weiteren bedecken, Hautseite nach oben. Die Doppelfilets in Roggenmehl wälzen und in Butter goldbraun braten.

Beilage:
Kartoffelpüree mit Lauch

Lachsfilet

mit Herzoginkartoffeln und Kräutersauce

✓	milchfrei mit Margarine
✓	lactosearm
✓	sojafrei
✓	eifrei
✓	glutenfrei mit Guarkernmehl
✓	histaminarm
✓	fructosearm
✓	nickelarm

Zutaten:
4 Lachsfilets, frisch oder tiefgekühlt
Zitrone, Salz, Rapsöl

Beilage:
1 kg Kartoffeln
Meersalz
120 g Butter oder milchfreie/sojafreie Margarine
weißer Pfeffer aus der Mühle
Muskatnuss, frisch gerieben
2 EL Rapsöl

Sauce:
2 EL Rapsöl
1 EL helles Dinkelmehl oder Guarkernmehl
Petersilie, Schnittlauch, Kresse, Zitronenmelisse u.ä.
Salz, Gemüsebrühe

Zubereitung:
Die Lachsfilets salzen, säuern und nach Belieben dämpfen, dünsten oder braten. Für die Herzoginkartoffeln die Kartoffeln in der Schale kochen (im Dampfdruckkochtopf) und noch warm mit dem Rührgerät zu einer homogenen Masse mixen. Die restlichen Zutaten untermischen und mit einem Spritzbeutel Rosetten auf ein befettetes Blech spritzen. Im Rohr bei 180°C backen, bis die Rosetten goldgelb sind. Für die Kräutersauce die Butter erwärmen, das Mehl einrühren und mit Gemüsebrühe aufgießen. Die Sauce einige Minuten köcheln lassen, dann die gehackten Kräuter einrühren.

Lammkotelett

mit Kohlrabi-Kartoffelpüree

✓	milchfrei ohne Sahne, Butter
✓	lactosearm ohne Sahne
✓	sojafrei
✓	eifrei
✓	glutenfrei mit Guarkernmehl
✓	histaminarm
✓	fructosearm
✓	nickelarm

Zutaten:

4 Lammkoteletts
Olivenöl
Meersalz, Pfeffer
500 g mehlige Kartoffeln
1 Kohlrabi
2 Frühlingszwiebeln
1 EL Butter oder milchfreie/sojafreie Margarine
event. etwas Sahne

Zubereitung:

Die Lammkoteletts in Olivenöl auf beiden Seiten bis zur gewünschten Farbe braten, salzen und im Backofen bei 120°C garziehen lassen (Kerntemperatur 60°C).

Kartoffeln und Kohlrabi schälen, in Stücke schneiden und in Salzwasser weichkochen. Wasser abgießen, salzen und pürieren. Eventuell mit Sahne verfeinern. Die Frühlingszwiebel in Ringe schneiden, in Butter oder Öl andünsten und das Püree damit garnieren.

Die Lammkoteletts schmecken mit Knoblauch- oder Bärlauchbutter am besten.

Putengeschnetzeltes

✓	**milcheiweißarm**
✓	**lactosearm ohne Sahne**
✓	**sojafrei**
✓	**eifrei**
✓	**glutenfrei mit Guarkernmehl**
✓	**histaminarm ohne Wein**
✓	**fructosearm mit Schalotte**
✓	**nickelarm mit wenig Petersilie**

Zutaten:
800 g Putenbrust
1 Zwiebel oder Schalotte
300 g Champignons
1 Bund Petersilie
1/8 l Brühe
1/4 l Sahne
2 EL helles Dinkelmehl oder Guarkernmehl
1/8 l Weißwein
pflanzliches Öl
2 EL Butter

Zubereitung:
Das Fleisch in Streifen schneiden, salzen und pfeffern. Zwiebel schälen und kleinwürfelig schneiden. Die Champignons putzen und blättrig schneiden. Petersilie hacken.

Das Fleisch halb in Butter, halb in Öl anbraten, aus der Pfanne nehmen und zur Seite stellen. Noch etwas Butter dazugeben und die Zwiebel leicht anrösten. Champignons beigeben, kurz mitrösten. Mit Mehl stauben und mit Weißwein ablöschen. Den Wein etwas einkochen. Mit Brühe und Sahne auffüllen und zu einer cremigen Sauce einkochen. Das Fleisch der Sauce beigeben und fertig kochen. Das Geschnetzelte mit Salz und Pfeffer abschmecken und mit Petersilie abrunden.

Beilagen:
Kartoffeln, Salate

Putenschnitzel mit Kartoffelkruste

✓	**milcheiweißarm**
✓	**lactosearm ohne Sahne**
✓	**sojafrei**
✓	**eifrei**
✓	**glutenfrei mit Kartoffelmehl**
✓	**histaminarm**
✓	**fructosearm**
✓	**nickelarm**

Zutaten:
4 Putenschnitzel
Meersalz
pflanzliches Öl
1 EL Butter
4 bis 5 Kartoffeln

Sauce:
1/4 l Brühe
1/4 l Sahne
2 EL Butter
2 EL helles Dinkelmehl oder Kartoffelmehl
Schnittlauch
Meersalz, Pfeffer

Zubereitung:
Kartoffeln schälen, fein reiben und ausdrücken. Die Schnitzel leicht klopfen, salzen und auf einer Seite mit den Kartoffeln etwa 1/2 cm dick belegen.

Öl und Butter in einer Pfanne erhitzen und die Schnitzel mit der Kartoffelseite nach unten anbraten. Nach ca. 5 Minuten wenden und auf der anderen Seite fertig braten.

Für die Sauce Mehl und Butter miteinander verkneten. Brühe und Sahne aufkochen und auf 2/3 der Menge einkochen lassen. Kräuter grob hacken und mit der Mehlbutter der Sauce beigeben. Mit Salz und Pfeffer abschmecken.

Beilage:
Salate

Pute mit Dillgemüse

✓	**milcheiweißarm**
✓	**lactosearm ohne Sahne**
✓	**sojafrei**
✓	**eifrei**
✓	**glutenfrei mit Kartoffelmehl**
✓	**histaminarm**
✓	**fructosearm mit Schalotten**
✓	**nickelarm**

Zutaten:
4 Putenschnitzel
Meersalz
2 EL Butter
3 EL pflanzliches Öl

Gemüse:
1 Salatgurke
500 g Kartoffel
1 Bund Dill
1 Zwiebel oder Schalotte
1 EL helles Dinkelmehl oder Kartoffelmehl
2 EL Butter
1/8 l Sahne
1/8 l Brühe
event. Essig

Zubereitung:
Zwiebel schälen und kleinwürfelig schneiden. Kartoffeln schälen und ebenfalls würfelig schneiden. Die Gurke halbieren, entkernen und in Scheiben schneiden.

2 EL Butter und 2 EL Öl erhitzen, die Zwiebel anschwitzen, mit dem Mehl stauben und mit Brühe und Sahne aufgießen. Kartoffeln und Gurken beifügen, salzen, pfeffern und etwa 1/4 Stunde leicht kochen. Dill hacken und nach ca. 10 Minuten dem Gemüse beifügen. Das Gemüse eventuell mit Essig abrunden.

Die Putenschnitzel klopfen, salzen und halb in Butter, halb in Öl langsam braten. Auf dem Gemüse anrichten und mit Dill garnieren.

Rindfleisch gekocht

✓	milchfrei
✓	lactosefrei
✓	sojafrei
✓	eifrei
✓	glutenfrei
✓	histaminarm
✓	fructosearm mit Schalotten, ohne Karotten, ohne Apfelkren
✓	nickelarm

Zutaten:
1 l Wasser
800 g Rindfleisch (Tafelspitz, Hochrücken, o.ä.)
Karotten, Knollensellerie, Petersilienwurzel
Zwiebel oder Schalotte
Suppengrün: Petersilie, Lauch, Sellerie, Liebstöckel
Meersalz, Pfefferkörner, Lorbeerblatt, Muskatnuss
1 TL Öl

Apfelkren:
2 saure Äpfel
Zitronensaft
2 EL feingeriebener Meerrettich (Kren)
Salz, 1 Prise Zucker
1 EL pflanzliches Öl

Zubereitung:
Das Wurzelgemüse mit dem Lauch im Öl leicht anrösten, das Rindfleisch dazugeben und ebenfalls leicht anlaufen lassen. Mit Wasser aufgießen, Gewürze, Zwiebel und Suppengrün dazugeben und zum Kochen bringen. 1,5 bis 2 Stunden leicht wallend kochen. Im Dampfdruckkochtopf ist das Fleisch in etwa 30 Minuten gar. Das gekochte Rindfleisch quer zur Faserung schneiden, auf dem Teller anrichten und mit etwas Brühe übergießen und mit Schnittlauch bestreuen.Für den Apfelkren die Äpfel schälen und grob reiben. Sofort mit Zitronensaft beträufeln. Den frisch geriebenen Meerrettich, Salz, Öl und Zucker zufügen und zu einer süß-sauren Sauce verrühren.

Vorspeise: Die Brühe mit Einlage (z.B. Suppennudeln)

Beilagen: Bratkartoffeln, die mitgekochten Karotten

Gefüllte Kalbsschnitzel
an weißer Portweinsauce*

✓	milchfrei
✓	lactosefrei
✓	sojafrei
✓	eifrei
✓	glutenfrei mit Naturreis
✓	histaminarm ohne Wein
✓	fructosearm
✓	nickelarm ohne Wein

Zutaten:
40 g Natur- oder Wildreis
80 ml Gemüsefond
100 g Champignons
10 ml Creme fraiche
2 EL gehackten Schnittlauch
4 Kalbsschnitzel, nicht zu dünn geschnitten
3 EL Sonnenblumenöl
Salz, Pfeffer

Sauce:
50 ml weißer Portwein oder Weißwein, 150 ml klare Suppe

Beilagen:
400 g Spargel weiß u. grün, 300 g Kartoffeln, 10 g Butter, 20 g roter Paprika

Zubereitung:
Reis im Gemüsefond dünsten und erkalten lassen. Champignons, Creme fraiche, Schnittlauch dazugeben und abschmecken. Schnitzel taschenförmig einschneiden und füllen, eventuell zum Braten mit Zahnstocher fixieren. Bei guter Hitze die Schnitzel in Öl rasch anbraten und aus der Pfanne nehmen. Den Bratensatz mit Wein löschen und mit Suppe aufgießen, einkochen und abschmecken.

Schnitzel wieder zur Sauce geben und etwa 10 Minuten dünsten. Spargel und Kartoffel schälen, kochen und in Butter schwenken und abschmecken. Die Beilagen kreisförmig auflegen, das Fleisch in die Mitte setzen, Sauce darüberziehen und mit Paprikawürfeln garnieren.

*Rezept von Christian Tramberger, Allergie Alpin Hotel Silzerhof

Hirschgulasch

✓	**milchfrei ohne Sahne**
✓	**lactosefrei ohne Sahne**
✓	**sojafrei**
✓	**eifrei**
✓	**glutenfrei mit Guarkernmehl**
✓	**histaminarm ohne Tomate**
	fructosearm
✓	**nickelarm ohne Wein**

Zutaten:
600 g Hirschragout
3 EL Sonnenblumenöl
1/2 TL Zucker
200 g Zwiebeln, würfelig geschnitten
Gemüsebrühe
1 EL Weißweinessig
Meersalz, weißer Pfeffer
Muskat, Lorbeer, Wacholder, Thymian
1 EL helles Dinkelmehl oder Guarkernmehl
1 TL Tomatenmark
4 EL Sahne

Zubereitung:
Das Öl erhitzen und den Zucker und die Zwiebeln darin leicht bräunen. Dann das Fleisch mit anbraten, Tomatenmark und Essig zugeben. Mit Mehl stauben und mit etwas Gemüsebrühe aufgießen. Die Gewürze (kleines Stück Muskat, 1 Lorbeerblatt, einige Wacholderbeeren und ein Thymianzweig) in ein Leinensäckchen geben, zubinden und mitkochen. Das Fleisch weich kochen (im Druckkochtopf nur etwa 15 Minuten) und mit Salz und Pfeffer abschmecken.

Das Hirschgulasch mit Sahne verfeinern und mit einer Dunstbirne mit Preiselbeeren servieren.

Beilagen:
Spätzle, Salzkartoffeln

Hirsecreme mit Früchten

✓	**milchfrei ohne Sahne**
✓	**lactosefrei ohne Sahne**
✓	**sojafrei**
✓	**eifrei**
✓	**glutenfrei**
✓	**histaminarm ohne Erdbeeren**
	fructosearm
	nickelarm

Zutaten:
150 g Hirse
Saft und Schale einer Zitrone
1/3 l Wasser
3 EL Honig
300 g Obst

Zubereitung:
Hirse 2mal heiß überspülen, damit sie nicht bitter schmeckt. In Wasser mit Zitronensaft und -schale aufkochen und etwa 20 Minuten ziehen lassen, auskühlen lassen. Wichtig dabei ist, dass die Hirsekörner ganz aufplatzen. Danach auskühlen lassen und den Honig unter die Masse ziehen. Reifes Obst raspeln oder pürieren und darunter mischen. Wenn die Masse zu fest ist, etwas Apfelsaft o.ä. einrühren.

Die gekochte Hirse kann auch nur mit Joghurt und Traubenzucker zubereitet werden und ist damit fructosearm.

Variante:
Die Creme kann auch mit Sahne kalorienreicher zubereitet werden.

Dinkelcreme

✓	milchfrei ohne Joghurt
✓	lactosearm
✓	sojafrei
✓	eifrei
	glutenfrei
✓	histaminarm mit Carob
	fructosearm
	nickelarm

Zutaten:
80 g Dinkel, fein gemahlen
1 EL Kakao (oder Carob)
1 TL Zimt
3 EL Waldhonig
event. 1 EL Rum
Vanille
etwas Reismilch

Zubereitung:
Vollkornmehl mit Kakao und Zimt mischen, mit 1/4 l Wasser anrühren, unter Rühren erhitzen und zu einem dicken Brei einkochen, auskühlen lassen. Die restlichen Zutaten unterrühren.

Varianten:
Je nach Verträglichkeit kann die Creme mit Joghurt verfeinert werden.

Dinkelgrießpudding

✓	milchfrei
✓	lactosefrei
✓	sojafrei
✓	eifrei
✓	glutenfrei mit Maisgrieß
✓	histaminarm
✓	fructosearm mit Traubenzucker u. hellem Grieß
✓	nickelarm mit hellem Dinkelgrieß

Zutaten:

1/2 l Reismilch
5 EL Dinkelvollkorngrieß oder Maisgrieß (Polenta)
1 EL Zucker oder Traubenzucker

Zubereitung:

Die Reismilch mit Grieß und Zucker zum Kochen bringen und auf kleiner Flamme etwa 15 Minuten quellen lassen. Den Dinkelgrieß in Puddingformen gießen und auskühlen lassen.

Der Dinkelgrießpudding schmeckt am besten auf Fruchtsauce (z.B. pürierte Dunstaprikosen).

Holunder-Apfel-Marmelade

✓	milchfrei
✓	lactosefrei
✓	sojafrei
✓	eifrei
✓	glutenfrei
✓	histaminarm
	fructosearm
✓	nickelarm

Zutaten:
600 g Holunderbeeren
4 EL Wasser
1 kg saure Äpfel
1/4 Liter Wasser
800 bis 1000 g Zucker

Zubereitung:
Holunder waschen, entstielen und mit 4 EL Wasser kurz (etwa 4 Minuten) kochen, dann passieren.

Äpfel waschen, vierteln, in der Schale mit 1/4 l Wasser weich kochen und passieren. Die beiden Massen mischen, den Zucker dazugeben (soviel wie die Hälfte des Gewichtes der passierten Früchte), aufkochen und in Gläser abfüllen.

Nusscreme

✓	**milchfrei mit Margarine**
✓	**lactosefrei mit Margarine**
✓	**sojafrei**
✓	**eifrei**
✓	**glutenfrei**
✓	**histaminarm mit Carob**
	fructosearm
	nickelarm

Zutaten:
100 g Butter oder milchfreie/sojafreie Margarine
100 g geschälte Mandeln oder Kürbiskerne
3 EL Kakaopulver oder Carob
50 g Traubenzucker

Zubereitung:
Butter mit Mandeln schaumig rühren, Kakao und Zucker einrühren und gekühlt aufbewahren.

Fichtenwipfelgelee

✓	**milchfrei**
✓	**lactosefrei**
✓	**sojafrei**
✓	**eifrei**
✓	**glutenfrei**
✓	**histaminarm**
✓	**fructosearm mit Traubenzucker**
✓	**nickelarm**

Zutaten:
1 kg junge, hellgrüne Fichtenwipfel (Fichtentriebe)
Zucker oder Traubenzucker
Wasser

Zubereitung:
Die Fichtentriebe waschen, in einen Kochtopf geben, mit Wasser bedecken und einige Minuten kochen. Die Triebe durch ein Tuch abseihen. Den Sud mit der gleichen Menge Zucker nochmals etwa 10 Minuten kochen und abkühlen lassen. Danach einige Male aufkochen und abkühlen lassen, bis die Konsistenz einem streichfähigen Gelee entspricht. Je öfter das Gelee aufgekocht wurde, desto aromatischer schmeckt es!

Fichtenwipfelgelee schmeckt leicht herb, ist als Brotaufstrich eine Delikatesse und bei Halsschmerzen ein Naturheilmittel. Aus Tannenwipfeln schmeckt das Gelee süßer und weniger herb.

Für Pollenallergiker stellt das Fichtenwipfelgelee eine alternative zu Honig dar, da die Pollenreste im Bienenhonig orales Allergiesyndrom auslösen können.

Zucchinischnitten

1 Backblech

✓	**milchfrei**
✓	**lactosefrei**
✓	**sojafrei**
✓	**eifrei mit Eiersatz**
	glutenfrei
✓	**histaminarm**
✓	**fructosearm mit Traubenzucker und hellem Mehl**
✓	**nickelarm mit hellem Dinkelmehl**

Zutaten:

3 Eier oder Eiersatz für 3 Eier
1/4 l Sonnenblumenöl
230 g Zucker (oder Traubenzucker)
380 g gemahlener Dinkel (oder helles Dinkelmehl)
1 TL Weinsteinbackpulver
400 g grob geraspelte, ungeschälte Zucchini
1/2 TL Zimt
Prise Vanille
1/2 TL Natron

Zubereitung:

Das Backrohr auf 175°C vorheizen. Eier (Eiersatz mit Wasser nach Anleitung anrühren), Öl und Zucker schaumig rühren und alle restlichen Zutaten unterheben. Die Masse auf ein Blech streichen und bei 175° C etwa 30 Minuten backen.

Karottenkuchen

1 Springform

✓	milchfrei
✓	lactosefrei
✓	sojafrei
	eifrei
✓	glutenfrei mit Buchweizen
✓	histaminarm
	fructosearm
	nickelarm

Zutaten:

4 Eier
200 g Zucker
Vanille
100 g Dinkelvollkornmehl oder Buchweizenmehl
1/2 Pkg. Weinsteinbackpulver
200 g Mandeln, geschält und gemahlen
200 g Karotten, geschält und fein geraspelt
1/2 Zitrone, Saft und Schale
1 TL Zimt
1 Msp. Nelkenpulver
1 EL Rum

Zubereitung:

Das Backrohr auf 180° C vorheizen. Eier mit Zucker und Vanille schaumig schlagen. Das Vollkornmehl mit dem Backpulver vermischen und unterrühren. Die Mandeln, Karotten, Zitronensaft und Zitronenschale, Gewürze und Rum ebenfalls einrühren. Den Teig in eine Springform füllen und bei 180°C etwa 45 Minuten backen. Die Torte eventuell mit Zucker bestreuen oder mit Zuckerguss versüßen.

Apfelschnitten

1 Backblech

✓	milchfrei mit Margarine
✓	lactosearm
✓	sojafrei
✓	eifrei
	glutenfrei
✓	histaminarm
	fructosearm
✓	nickelarm mit hellem Dinkelmehl

Zutaten:

240 g feines Dinkelvollkornmehl
240 g helles Dinkelmehl (oder 480 g helles Dinkelmehl)
50 g Kartoffelmehl
300 g Butter oder milchfreie/sojafreie Margarine
190 g Rohrohrzucker
1 Prise Salz
3/4 kg Äpfel

Zubereitung:

Aus Mehl, Butter, Zucker und Salz einen Mürbteig bereiten und eine halbe Stunde kühl stellen. Den Backofen auf 180° C vorheizen.

Die Hälfte des Teiges auf einem Stück Backpapier ausrollen und auf das Blech legen. Die geschälten, blättrig geschnittenen Äpfel darauf verteilen. Die zweite Teighälfte auf einem Stück Frischhaltefolie ausrollen und den Kuchen damit abdecken.

Die Apfelschnitten bei 180° C etwa 20 Minuten backen, der Mürbteig soll nur ganz leicht gebräunt sein.

Obstkuchen

1 Springform oder Obstkuchenform

✓	**milcheiweißarm mit Reismilch**
	lactosefrei
✓	**sojafrei**
✓	**eifrei**
✓	**glutenfrei mit Buchweizen**
✓	**histaminarm mit Carob**
	fructosearm
✓	**nickelarm mit hellem Dinkelmehl u. ohne Kakao**

Zutaten:

350 g Dinkelvollkornmehl (oder helles Dinkelmehl)
2 TL Backpulver
6 EL Waldhonig
1/4 l Sahne
3/16 l Milch oder Reismilch
2 EL Kakao (oder Carob)
Obst nach Jahreszeit
(Gelee)

Zubereitung:

Sahne steif schlagen und den Honig kurz unterrühren. Vollkornmehl, Backpulver und Kakao mischen und abwechselnd mit der Milch unter die Sahne heben.

Eine Obsttortenfom oder eine große Springform befetten und den Teig einfüllen. Im vorgeheizten Backrohr bei 180° C etwa 30 bis 40 Minuten backen. Den fertigen Tortenboden auf ein Gitter stürzen, auskühlen lassen und mit Obst belegen. Das Obst mit Gelee oder Agar-Agar bedecken.

Heidelbeer Muffins

1 Muffin-Backblech

✓	milchfrei
✓	lactosefrei
✓	sojafrei
✓	eifrei mit Kartoffelmehl
	glutenfrei
✓	histaminarm mit Apfelsaft
	fructosearm
✓	nickelarm mit hellem Dinkelmehl

Zutaten:

120 g Dinkelvollkornmehl
140 g helles Dinkelmehl (oder 260 g helles Dinkelmehl)
1 1/2 TL Backpulver
1/2 TL Natron
1 Ei oder Eiersatz „statt Ei“ für 1 Ei
140 g brauner Zucker
80 ml Rapsöl
180 ml Orangensaft (oder Apfelsaft)
200 g Heidelbeeren (frisch oder tiefgekühlt)

Zubereitung:

Den Backofen auf 180° C vorheizen. Das Muffinblech einfetten oder Papier-Backförmchen hineinsetzen.

In einer Schüssel die trockenen Zutaten Mehl, Backpulver und Natron mischen. In einer großen Schüssel das Ei mit Zucker, Öl und Orangensaft schaumig rühren. Die trockenen Zutaten kurz unterrühren, bis sie feucht sind. Zum Schluss die Heidelbeeren unterheben.

Den Teig in die Vertiefungen des Muffinbleches füllen und auf der mittleren Schiebeleiste 20 bis 25 Minuten backen.

Statt Heidelbeeren kann auch anderes Obst/Dunstobst verwendet werden.

Biskuitrolle einfach

1 Backblech

✓	milchfrei
✓	lactosefrei
✓	sojafrei
	eifrei
✓	glutenfrei mit Buchweizen
✓	histaminarm
✓	fructosearm mit Traubenzucker und hellem Mehl
✓	nickelarm mit hellem Dinkelmehl

Zutaten:

4 Eier
90 g Zucker (oder Traubenzucker)
80 g Dinkel oder Buchweizen, fein gemahlen (oder helles Dinkelmehl)
1/2 TL Backpulver

Fülle:

Johannisbeer- oder Preiselbeermarmelade
(oder fructosearm: Quark mit Vanille und Traubenzucker)

Zubereitung:

Die ganzen Eier mit dem Zucker dick schaumig schlagen (mindestens 5 Minuten, bis die Masse hellgelb wird). Das Vollkornmehl mit Backpulver mischen und vorsichtig unterrühren.

Den Biskuitteig fingerdick auf ein mit Papier belegtes Blech streichen. Im Backrohr bei 220° C 12 bis 15 Minuten backen.

Den fertigen Biskuit auf ein feuchtes Tuch stürzen, das Papier abziehen, einrollen und auskühlen lassen. Dann die Fläche mit Marmelade bestreichen und einrollen. Die Außenseite ebenfalls mit Marmelade bestreichen und, je nach Verträglichkeit bestreuen (Kokosflocken o.ä.) und nur mit Zucker garnieren.

Knusperwaffeln

1 Waffeleisen

✓	milchfrei
✓	lactosefrei
✓	sojafrei
✓	eifrei
✓	glutenfrei mit Buchweizen
✓	histaminarm
✓	fructosearm mit Traubenzucker und hellem Mehl
✓	nickelarm mit hellem Mehl

Zutaten:

125 g Dinkelvollkornmehl (Buchweizenmehl oder helles Dinkel- bzw. Weizenmehl)
125 g Maisstärke
70 g Zucker (oder Traubenzucker)
1 TL Backpulver
150 ml Reismilch
Vanille
1 EL Rum

Zubereitung:

Dinkelmehl, Maisstärke, Zucker und Backpulver mischen, die Reismilch einrühren und Vanille und Rum zugeben. Der Teig soll zäh-reißende Konsistenz haben. Im Waffeleisen knusprige Waffeln backen und je nach Verträglichkeit mit Apfelmus und Schlagsahne servieren.

Kokoskuchen

1 Kastenform

✓	**milchfrei mit Margarine**
✓	**lactosearm**
✓	**sojafrei ohne Schokolade**
	eifrei
	glutenfrei
	histaminarm
	fructosearm
	nickelarm

Zutaten:

150 g Butter oder milchfreie/sojafreie Margarine
Vanille
100 g Waldhonig
40 g Rohrohrzucker
4 Eier
70 g Kokosflocken
70 g Blockschokolade
100 g gemahlener Dinkel
1/2 Pkg. Backpulver
6 EL Wasser

Zubereitung:

Das Backrohr auf 175°C vorheizen und die Kochschokolade zum Erweichen kurz ins Rohr stellen.

Butter, Vanille, Honig, Zucker und Dotter schaumig rühren. Dann die Kokosflocken und die erweichte Schokolade unterrühren. Vollkornmehl mit dem Backpulver mischen und abwechselnd mit dem Wasser einrühren. Zum Schluss den Schnee aus 4 Eiklar unterheben. Die Kastenform mit Backpapier auslegen, die Masse hineinfüllen und bei 175° C etwa 60 Minuten backen.

Schwarzwälderkirschtorte

1 Springform

✓	milcheiweißarm
	lactosearm
✓	sojafrei
	eifrei
✓	glutenfrei
✓	histaminarm mit Carob
	fructosearm
	nickelarm

Zutaten:

4 Eier
2 EL Waldhonig
250 g geschälte, geriebene Mandeln
2 EL Kakao (oder Carob)
2 TL Backpulver
Vanille

Füllung:

1 Glas Sauerkirschen (etwa 1 Liter)
2 EL Kartoffelstärke
etwas Waldhonig
1 Becher Sahne

Zubereitung:

Eier, Honig und Vanille schaumig schlagen. Mandeln, Backpulver und Kakao vorsichtig unterheben. Die Masse in eine Springform füllen. Die Torte bei 180° C 20 bis 30 Minuten backen.

Sauerkirschen abtropfen lassen, den Saft auffangen und zum Kochen bringen. Die Kartoffelstärke mit etwas Wasser oder Saft verrühren und den Honig dazugeben. In den kochenden Sauerkirschsaft einrühren und noch einmal kurz aufkochen lassen. Die Sauerkirschen dazugeben und abkühlen lassen.

Den abgekühlten Tortenboden auseinanderschneiden, die Sauerkirschenfülle auf den Boden streichen. Sahne steif schlagen und einen Teil auf der Kirschenmasse verteilen. Die zweite Hälfte des Bodens darauf legen und den Kuchen mit der restlichen Sahne verzieren.

Preiselbeerkuchen

1 Backblech

✓	milcheiweißarm
✓	lactosearm ohne Sahne
✓	sojafrei
	eifrei
✓	glutenfrei
	histaminarm
	fructosearm
	nickelarm

Zutaten:

6 Eier
200 g Zucker
200 g Butter
300 g geschälte, geriebene Mandeln
2 TL Backpulver
6 EL Kakao
Preiselbeermarmelade
1/4 l Sahne

Zubereitung:

Den Backofen auf 175° C vorheizen. Die Eier mit Zucker und Butter schaumig rühren. Dann Mandeln, Backpulver und Kakao einrühren. Den Teig auf ein mit Backpapier belegtes Blech streichen und bei 175° C etwa 30 Minuten backen.

Den ausgekühlten Boden mit Preiselbeermarmelade bestreichen. Die Sahne steif schlagen und draufspritzen.

Inzeller Fitnesskuchen

1 Springform

✓	milchfrei mit Margarine
✓	lactosearm
✓	sojafrei
	eifrei
	glutenfrei
✓	histaminarm
	fructosearm
	nickelarm

Zutaten:

140 g Dinkel, fein gemahlen
20 g Hirse, fein gemahlen
20 g Hafer, fein gemahlen
100 g Butter oder milchfreie/sojafreie Margarine
120 g Waldhonig
3 Eier
Saft von 1 Orange
1/2 Pkg. Weinsteinbackpulver
30 g getrocknete Aprikosen, ungeschwefelt
30 g Rosinen, ungeschwefelt
60 g gehackte Mandeln
100 g geriebener Apfel

Zubereitung:

Die Aprikosen würfelig schneiden und mit den Rosinen in etwas Wasser einweichen. Die Butter in eine Schüssel geben und mit 3/4 des Honigs, den Dottern und dem Orangensaft schaumig rühren. Das Eiklar zu Schnee schlagen, den restlichen Honig dazugeben und mit dem Vollkornmehl unter die Masse heben. Zum Schluss die Früchte einrühren.

Den Teig in eine befettete Springform füllen und im vorgeheizten Rohr bei 160° C etwa 50 Minuten backen.

Bienenstich

1 Backblech

	milchfrei
✓	lactosearm ohne Sahne
✓	sojafrei
✓	eifrei mit Eiersatz
	glutenfrei
✓	histaminarm
	fructosearm
	nickelarm

Zutaten:

200 g Magerquark
2 Eier oder Eiersatz „statt Ei“ für 2 Eier
6 EL pflanzliches Öl
160 g Zucker
Prise Vanille
1 MSP Salz
3 TL Weinsteinbackpulver
400 g Dinkelvollkornmehl

Guss:

200 g Butter
150 g brauner Zucker
250 g Mandelblättchen
Vanille
5 EL Sahne

Zubereitung:

Den Quark mit Ei, Öl, Zucker, Vanille und Salz mixen. Das Backpulver mit dem Mehl mischen und anschließend unter die Quarkmischung rühren. Alles kurz durchkneten. Der Quark-Öl-Teig ist tiefgekühlt 3 Monate haltbar. Vor dem Weiterverarbeiten etwa 4 Stunden im Kühlschrank auftauen lassen. Den Quark-Öl-Teig unter einer Folie ausrollen (der Teig ist sehr weich) und auf ein befettetes oder mit Backpapier belegtes Blech geben. Für den Guss die Butter mit dem Zucker und der Vanille vorsichtig erwärmen. Vom Herd nehmen und Mandeln und Sahne untermischen. Den Kuchen im vorgeheiztem Backrohr bei 200°C etwa 20 Minuten backen. Der Belag soll knusprig-hellbraun sein (leicht karamellisiert).

Sylter Riegel

1 Backblech

✓	milcheiweißarm
	lactosearm
✓	sojafrei
✓	eifrei
	glutenfrei
✓	histaminarm
	fructosearm
	nickelarm

Zutaten:

250 g Sauerrahmbutter
500 g brauner Zucker
100 g Sahne
4 TL Zimt
250 g geschälte, geriebene Mandeln
500 g Dinkel, gemahlen
250 g Hirse, gemahlen

Zubereitung:

Butter in einem Topf zerlaufen lassen und in eine Rührschüssel geben. Nach und nach Zucker, Sahne, Zimt, Mandeln, Dinkel- und Hirsemehl einrühren. Die Masse 24 Stunden stehen lassen.

Das Backrohr auf 180° C vorheizen und ein Blech mit Backpapier auslegen. Den Teig mit einem feuchten Löffel auf dem Blech verteilen. Die Riegel in Backrohr etwa 40 Minuten backen, bis sie fest und leicht gebräunt sind. Noch heiß in Rechtecke schneiden.

Apfelbrot

2 kleine Laibe

✓	milchfrei
✓	lactosefrei
✓	sojafrei
✓	eifrei
	glutenfrei
✓	histaminarm mit Carob
	fructosearm
	nickelarm

Zutaten:

1 1/2 kg Äpfel, grob geraspelt
250 g Mandeln, grob gehackt
200 g Feigen, grob gehackt
1 Pkg. Lebkuchengewürz
100 g Zucker
100 g brauner Zucker
1/8 l Rum
2 EL Kakao (oder Carob)
1 kg Dinkel, fein gemahlen
1 Pkg. Weinsteinbackpulver

Zubereitung:

Äpfel, Nüsse, Feigen, Gewürz, Zucker, Rum und Kakao gut mischen und über Nacht rasten lassen.

Am nächsten Tag das Vollkornmehl und das Backpulver dazugeben, gut kneten, zwei Laibe formen und bei 150 bis 160° C etwa 1 1/2 Stunden backen.

Frisch schmeckt das Apfelbrot am allerbesten. Tiefgekühlt ist es noch nach Monaten ein Genuss!

Kokoskugeln

✓	**milcheiweißarm**
✓	**lactosearm**
✓	**sojafrei**
✓	**eifrei**
✓	**glutenfrei**
✓	**histaminarm mit Carob**
	fructosearm
	nickelarm

Zutaten:

125 g Butter
100 g Waldhonig
80 g Kokosraspel
50 g Buchweizen, fein gemahlen
2 EL Kakao (oder Carob)
event. 2 EL Rum
50 g Kokosflocken zum Wälzen

Zubereitung:

Butter vorsichtig erwärmen, bis sie flüssig ist. Die übrigen Zutaten einrühren. Die Masse kühl stellen und fest werden lassen. Kleine Kugeln formen und in Kokosflocken wälzen.

Kürbiskipferl

✓	milchfrei mit Margarine
✓	lactosearm
✓	sojafrei
✓	eifrei
	glutenfrei
✓	histaminarm
✓	fructosearm mit Traubenzucker und hellem Dinkelmehl
	nickelarm

Zutaten:

240 g Dinkelvollkornmehl (oder helles Dinkelmehl)
180 g Butter oder milchfreie/sojafreie Margarine
60 g Puderzucker (oder Traubenzucker)
100 g grüne Kürbiskerne, gemahlen
Puderzucker (oder Traubenzucker) und Vanille zum Wenden

Zubereitung:

Das Dinkelmehl mit der Butter (Margarine) verbröseln. Den Zucker und die Kürbiskerne zugeben und einen Mürbteig daraus kneten. Den Teig 30 Minuten kühl stellen. Das Backrohr auf 180°C vorheizen.

Ein Backblech mit Backpapier auslegen. Aus dem Mürbteig kleine Kipferl (Hörnchen) formen, auf das Backblech setzen und etwa 12 Minuten backen. Die Kipferl sollen an der Unterseite leicht gebräunt sein. Die Kürbiskipferl kurz auskühlen lassen und dann vorsichtig in einem Puderzucker-Vanille-Gemisch wenden.

Die Kürbiskipferl sind in einer Dose mehrere Wochen haltbar.

Chinesisches Mandelgebäck

Backblech

✓	milchfrei mit Margarine
✓	lactosearm
✓	sojafrei
✓	eifrei
✓	glutenfrei
✓	histaminarm
	fructosearm
	nickelarm

Zutaten:

100 g Vollkornreis, fein gemahlen
60 g Honig
200 g geschälte Mandeln, gerieben
50 g Butter oder milchfreie/sojafreie Margarine
1 TL Wasser
1 Prise Salz

Zubereitung:

Mehl, Honig, Mandeln und Salz vermischen. Kleingeschnittene, kalte Butter dazugeben und alles zu einem geschmeidigen Teig verkneten. Wasser hinzufügen. Kleine Kugeln formen, auf ein mit Backpapier ausgelegtes Blech setzen und mit einem Glasboden flachdrücken.

Die Plätzchen bei 160°C etwa 10 Minuten backen. Sie sollen weiß bleiben und nicht bräunen. Die Plätzchen eventuell mit Schokoladenspritzer verschönern.

Dinkelbrot

1/2 kg Brot für Brotbackmaschine

✓	milchfrei
✓	lactosefrei
✓	sojafrei
✓	eifrei
	glutenfrei
✓	histaminarm
✓	fructosearm mit Traubenzucker und nur mit hellem Mehl
✓	nickelarm mit hellem Mehl und ohne Sonnenblumenkerne

Zutaten:

210 ml lauwarmes Wasser
1 EL Sonnenblumenöl
1/2 TL Zucker (oder Traubenzucker)
1 1/2 TL Salz
1 TL gemahlener Koriander
140 g helles Dinkelmehl
200 g Dinkelvollkornmehl (oder 340 g helles Dinkelmehl)
1 1/2 TL Trockenhefe
2 EL Sonnenblumenkerne

Zubereitung:

Die Zutaten in der angegebenen Reihenfolge in die Backmaschine füllen. Das Programm „Normales Brot“ wählen.

Der Sauerteig

Sauerteigansatz:
250 g Roggenmehl
lauwarmes Wasser
2 EL Sauerkrautsaft

Den Sauerteig selbst ansetzen

- 250 g Roggenmehl mit 1/4 l lauwarmen Wasser und 2 EL Sauerkrautsaft verrühren
- diesen Ansatz in ein Einmachglas geben, abdecken und an einem warmen Ort (event. im Backrohr, das 2x pro Tag auf 50°C angeheizt wird) stehen lassen
- nach 2 bis 3 Tagen ist der Sauerteig fertig: er soll säuerlich riechen und Blasen werfen; riecht er unangenehm (Essigsäure!), muss er verworfen werden
- wer den Sauerteig nicht selbst ansetzen will, kann in Bäckereien kleine Mengen bekommen oder gefriergetrockneten Sauerteig in Reformhäusern/Drogerien kaufen

Das Sauerteigbrot

1 Laib oder 1 Kastenform

✓	milchfrei
✓	lactosefrei
✓	sojafrei
✓	eifrei
	glutenfrei
✓	histaminarm
	fructosearm
	nickelarm

Zutaten:

650 g Roggenvollkornmehl
(oder halb Roggen, halb Dinkel/Weizen)
1 TL Brotgewürze nach Geschmack
(Kümmel, Koriander, Fenchel)
1 gestrichener EL Salz

Zubereitung:

- 4 EL Roggenvollkornmehl und etwas warmes Wasser verrühren (es soll ein dicklicher Brei entstehen), zugedeckt 1/2 Tag stehen lassen
- das Vollkornmehl, die Brotgewürze und das Salz mischen, mit etwa 1/8 l Sauerteig und soviel warmen Wasser verkneten, dass kein loses Mehl mehr zu sehen ist; dann am Brett durchkneten und eventuell noch Mehl zugeben, so dass der Teig nicht mehr klebt; an einem warmen Ort 1/2 Tag stehen lassen
- den Teig nochmals durchkneten, eine Hand voll Teig für den nächsten Backtag aufbewahren; aus dem Teig einen Laib formen oder in eine Kastenform geben und über Nacht stehen lassen
- am nächsten Morgen den Backofen auf 250°C aufheizen, ein Gefäß mit Wasser hineinstellen und das Brot backen; ab und zu mit Wasser bestreichen, nach 60 bis 75 Minuten ist das Brot fertig; wenn es beim Klopfen auf die Unterseite hohl klingt, ist es durchgebacken

Ein reines Sauerteigbrot ist 10 bis 12 Tage haltbar. Der Sauerteig ist im Kühlschrank 2 Wochen haltbar. Wer nicht so häufig bäckt, kann den Sauerteig in kleinen Stücken mit Mehl bestäuben und trocknen lassen.

Reisbrot

1/2 kg Brot für Brotbackmaschine

✓	milchfrei
✓	lactosefrei
✓	sojafrei
✓	eifrei
✓	glutenfrei
✓	histaminarm
	fructosearm
✓	nickelarm

Zutaten:

210 ml lauwarmes Wasser
1 EL Sonnenblumenöl
1/2 TL Zucker (oder Traubenzucker)
1 1/2 TL Salz
140 g Kartoffelmehl
200 g Reismehl (gemahlener Naturreis)
2 TL Trockenhefe

Zubereitung:

Die Zutaten in der angegebenen Reihenfolge in die Backmaschine füllen. Das Programm „1 normales Brot" wählen.

Backpulverbrot

1 Kastenform
Brot ohne Hefe

✓	milchfrei mit Pflanzenöl
✓	lactosearm
✓	sojafrei
✓	eifrei
✓	glutenfrei mit Buchweizen
✓	histaminarm
✓	fructosearm mit hellem Mehl
✓	nickelarm mit hellem Dinkelmehl

Zutaten:
750 g Getreide (Weizen, Dinkel, Reis, Buchweizen o.a.)
1 TL Salz
1 1/2 Pkg. Weinsteinbackpulver
ca. 500 bis 700 ml Wasser
ca. 70 g Sonnenblumenöl oder zerlassene Butter

Zubereitung:
Das Getreide fein mahlen, die restlichen Zutaten dazugeben und gut durchkneten. Der Teig soll weicher sein als üblicher Brotteig (zäh reißend). Die Masse in eine beölte Kastenform füllen und die Oberfläche mit Wasser benetzen. Das Brot im Heißluftbackrohr zuerst 15 Minuten bei 200° C, danach 50 Minuten bei 160° C backen. Auf einem Gitter auskühlen lassen.

Bierlaibchen

1 Backblech
Brot ohne Hefe

✓	milchfrei
✓	lactosefrei
✓	sojafrei
✓	eifrei
	glutenfrei
	histaminarm
	fructosearm
	nickelarm

Zutaten:
750 g Roggenmehl Typ 997
1/2 l Bier
1 TL Salz
1 1/2 Pkg. Weinsteinbackpulver

Zubereitung:
Das Backrohr auf 220° C vorheizen. Das Mehl salzen und mit dem Backpulver mischen. Das Bier dazugeben und kneten. Aus der Masse kleine runde Laibchen formen, eventuell mit grobem Salz bestreuen und etwa 30 Minuten backen.

Informationsmöglichkeiten

Fachverbände

ak-dida
Diplom-Oecotrophologen und Diätassistenten mit Schwerpunkt Allergologie
E-Mail: info@ak-dida.de, http://www.ak-dida.de

Deutsche Gesellschaft für Allergologie- und klinische Immunologie e.V. DGAI, Postfach 700464, D-81304 München
Tel.: +49-89-5466-2968, http:://www.dgaki.de
E-Mail: webmaster@dgaki.de

Deutsche Gesellschaft für Ernährung e.V.
Godesberger Allee 18, D-53175 Bonn
Tel.: +49-228-3776600, Fax.: +49-228-3776800
http://www.dge.de, E-Mail: webmaster@dge.de

Österreichische Gesellschaft für Ernährung
Zaunergasse 1-3, A-1030 Wien
Tel.: +43-1-714 71 93, Fax: +43-1-718 61 46
http://www.oege.at, E-Mail: info@oege.at

Schweizerische Gesellschaft für Ernährung
Effingerstraße 2, Postfach 8333, CH-3001 Bern
Tel.: +41-31-385 00 00, Fax: +41-31-385 00 05
http://www.sge-ssn.ch, E-Mail: info@sge-ssn.ch

Verband der Ernährungswissenschafter Österreichs VEÖ
Leithastraße 16/6/46, A-1200 Wien
Tel. & Fax: +43-1-3333981
http://www.veoe.org, E-Mail: veoe@veoe.org

Verband der Diplom-Oecotrophologen e.V.
Reuterstraße 161, D-53113 Bonn
Tel.: +49-228-28922-0, Fax : +49-228-28922-77
http://www.vdoe.de, E-Mail: vdoe@vdoe.de

Verband der Dipl. DiätassistentInnen und Ernährungsmedizinischen BeraterInnen Österreichs
Grüngasse 9/20, A-1050 Wien
Tel.: +43-1-6027960 , Fax: +43-1-6003824, Mobil: +43-699-11203701
http://www.ernaehrung.or.at, E-Mail: dipl_da_emb@gmx.at

Verband der Diätassistenten – Deutscher Bundesverband e.V.2003
Postfach 105112, D-40210 Düsseldorf
Tel.: +49-211-16 21 75, Fax: +49-211-35 73 89
http://www.vdd.de

Deutsche Dermatologische Gesellschaft
Robert-Koch-Platz 7, D-10115 Berlin
Tel.: +49-30-2462530
http://www.derma.de

Selbsthilfeverbände

NAKOS, Nationale Kontakt- und Informationsstelle zur Anregung und Unterstützung von Selbsthilfegruppen
Wilmersdorfer Straße 39, D-10627 Berlin
Tel.: +49-30-31018960, Fax: +49-30-31018970
http://www.nakos.de, E-Mail: selbsthilfe@nakos.de

Arge Selbsthilfe Österreich
Kempfstraße 23/3, Postfach 108, A-9021 Klagenfurt
Tel.: +43-463-504871-25, Fax: +43-463-504871-24
http://www.selbsthilfe-oesterreich.at
E-Mail: maier.selbsthilfe.kaernten@aon.at

Selbsthilfe.at
http://www.selbsthilfe.at

Stiftung KOSCH
Koordination und Förderung von Selbsthilfegruppen in der Schweiz
Laufenstrasse 12, CH-4053 Basel
Tel.: 061-333 86 01, Fax: 061-333 86 02
http://www.kosch.ch, E-Mail: gs@kosch.ch

Dienststelle für Selbsthilfegruppen in Südtirol
Dr.-Streiter-Gasse 4, I-39100 Bozen
Tel.: +39-0471-312424, Fax: +39-0471-324682
http://www.sozial-bz.net, E-Mail: ma-sh@social-bz.net

Deutscher Allergie- und Asthmabund e.V. (DAAB)
Fliethstraße 114, D-41 061 Mönchengladbach
Tel.: +49-21 61-81 49 40, Fax: +49-21 61-81 49 430
http://www.daab.de, E-Mail: info@daab.de
Netzwerk Nahrungsmittelallergie (kompetente Ernährungsberatung)

Deutsche Haut- und Allergiehilfe e.V.
Gotenstraße 164, D-53175 Bonn
Tel.: +49-228-36791-0, Fax: +49-228-36791-90
http://www.dha-allergien.de, E-Mail: bv-dha@t-online.de

Österreichische Lungenunion
Obere Augartenstraße 26-28, A-1020 Wien, Tel.: +43-1-3304286
http://www.lungenunion.at, E-Mail: office@lungenunion.at

I.G.A.V.
Interessensgemeinschaft Allergenvermeidung
A-1220 Wien, Tel.: +43-1-2126060
http://www.allergenvermeidung.org
E-Mail: eleeb@allergenvermeidung.org

ANA Asthma Neurodermitis Allergie Verband
Obere Augartenstraße 26-28, A-1020 Wien
Tel.: +43-1-3304286, Fax: +43-1-3304286

Lactose-Fructose-Histamin Unverträglichkeit
Innrain 43
A-6020 Innsbruck
Tel.: +43-512-577198, Fax: +43-512-564311

Deutscher Neurodermitis Bund e.V. (DNB)
Spaldingstraße 210, D-20 097 Hamburg
Tel.: +49-40-23 07 44, Fax: +49-40-23 10 08
http://www.dnb-ev.de, E-Mail: info@dnb-ev.de

Bundesverband Neurodermitiskranker in Deutschland e.V.
Oberstraße 171, D-56154 Boppard
Tel.: +49-6742-87 13 0, Fax: +49-6742-27 95
http://www.neurodermitis.net
E-mail: info@neurodermitis.net

Österreichische Neurodermitiker Vereinigung ÖNV
Habsburgergasse 10/5, A-1010 Wien
Tel.: +43-1-5350686, Mobil: +43-699-13020637, Fax: +43-1-5331080-14
http://www.neurodermitis.or.at, E-Mail: info@neurodermitis.or.at

Schweizer Neurodermitis Bund
http://www.neurodermitis.ch, E-mail: info@neurodermitis.ch

Deutsche Zöliakie-Gesellschaft e.V. DZG
Filderhauptstraße 61, D-70599 Stuttgart
Tel.: +49-711-459981-0, Fax: +49-711-459981-50
http://www.dzg-online.de, E-Mail: info@dzg-online.de

Österreichische Arbeitgemeinschaft Zöliakie
Anton Baumgartner Straße 44/C5/2302, A-1230 Wien
Tel.: +43-1-6671887, Fax: +43-1-6671887
http://go.to/zoeliakie, E-Mail: zoeliakie.oesterreich@utanet.at

Latexallergie Informations-Vereinigung e.V. (LAIVe.V.)
Postfach 210413, D-72027 Tübingen
Tel.: +49-7071-689738 (donnerstags 16:00-19:00 Uhr)
Fax: +49-7071-689748
http://www.laiv.de, E-Mail: info@laiv.de

Urlaub für Allergiker

Allergie Alpin – Erholung in den Bergen
9622 Weissbriach 4
Tel: +43-4286-21075, Fax: +43-4286-21075, Mobil: +43-664-1635112
http://www.allergiealpin.info, E-Mail: info@allergiealpin.info

Informationen über Nahrungsmittelallergien im Internet

ÖGE Lebensmittelintoleranz-Datenbank
Hochbründlgasse 1/8. A-2340 Mödling
Tel.: +43-2236-20 51 65, Fax: +43-1-99 87 94 266
http://lebensmittelintoleranz.org, E-Mail: info@lebensmittelintoleranz.org
Positivlisten für Allergiker

Ernährungs Forum
Dammtorwall 15, D-20355 Hamburg
Tel.: +49-40-3493-1988, Fax: +49-40-3493-1999
http://www.ernaehrungsforum.com
E-Mail: ernaehrungs-forum@unilever.com
Positivlisten von großen Firmen über allergenfreie Produkte

Informationen über Zusatzstoffe
http://www.zusatzstoffe-online.de

Laktosenetzwerk für Interessierte und Betroffene
http://www.laktonet.de, E-Mail: mail@brimala.de

Selbsthilfegruppe für Fructosemalabsorption
http://www.fructose.at.gs, E-Mail: mresch@wasi.tv

Mag. Karin Buchart
Ernährungswissenschafterin, A-5091 Unken 241
www.essimpuls.at, karin@buchart.at
Beratung für Nahrungsmittelallergiker

Information über Histaminintoleranz

Jarisch: Histamin-Intoleranz. Thieme Verlag, 2004.
ISBN 3-13-105381-X

Lassner-Stur M: Histaminfrei Kochen, Gut Essen, Besser Leben.
Gugler print & media, melk 2003.
http://www.histaminfrei.com, E-Mail: bestellung@histaminfrei.com

Verband der Dipl. Diätassistenten Österreichs:
Histaminarm kochen und genießen.
Hubert Krenn VerlagsgesmbH, 2003; ISBN 3-902351-18-7

Bezugsquellenverzeichnis

Agrisan GmbH
Gasteigweg 25, A-5400 Hallein
Tel.: +43-6245-83282, Fax: +43-6245-83282-77
http://www.getreidemuehle.com, E-Mail: agrisan@aon.at
Sortiment: Getreidemühlen, Sojamilch Maker

alfda Handels GmbH
Gewerbegebiet Sonnenhang
Carl-Spitzweg-Straße 3, D-50127 Bergheim
Tel.: +49-2271-980309, Fax: +49-2271-980237
http://www.alfda.de, E-Mail : verkauf@alfda.de
Artikel für Allergiker

Allergiker Versandhaus Forster
Römerstraße 33, D-85244 Röhrmoos
Tel.: +49-8139-99 57 17, Fax: +49-8139-99 57 18
http://www.allergikerversandhaus.de
E-Mail: info@allergikerversandhaus.de

Allsana
Produkte für Allergiker
Hochkalterstraße 5, D-83483 Bischofswiesen
Tel.: +49-86 52-94 80 98, Fax: +49-86 52-94 80 99
http://www.allsana.de, E-Mail: info@allsana.de
Allergikerfreundliche Produkte, Katalog anfordern

Aromara GmbH
Tuskulumweg 22, D-79837 St. Blasien
Telefon: 07672-931611, Telefax: 07672-931620
http://www.aromara.de, E-Mail: info@aromara.de
Sortiment: Nachtkerzenöl

Basis GmbH
Argelsrieder Feld 16, D-82234 Oberpfaffenhofen
Tel.:+49-8153-98 42 60, Fax: +49-8153-90 67 88
http://www.basisgmbh.com, E-Mail: basis-cb@basisgmbh.com
Sortiment: MCT Fette & Öle

Bioquelle Klaus Lösch GesmbH
Haager Straße 44a, A-4400 Steyr
Tel.: +43-7252-72388-0, Fax: +43-7252-75242
http://www.bioquelle.com, E-Mail: info@bioquelle.at
Sojaprodukte

Blauer Planet GmbH Lebensfreundliche Produkte
Kirchweg 22, D-34 346 Hedemünden
Tel.: +49-55 45-18 28, Fax +49-55 45-318
http://www.blauerplanet.de, E-Mail: info@blauerplanet.de
Reismilch: Rice Dream (ohne Zusätze), Dinkelprodukte, Natron (Backtriebmittel), Bourbone Vanille u.v.a.
Katalog anfordern

Bofrost* DienstleistungsGmbH & Co KG
An der Ölmühle 6, D-47 638 Strälen
Tel.: 0800-26 37 678 (gebührenfrei), Fax: +49-28 34-70 73 77
http://www.bofrost.de, E-Mail: ernaehrungsberatung@bofrost.de
Tiefkühlkost mit genauen Zutatenlisten

Dr. Otto Greiter Nachf. & Co. KG
Bahnhofstraße 24, D-83052 Bruckmühl
Tel.: +49-8062-90 10, Fax: +49-8062-9197
http://www.salus.de, E-Mail: info@salus.de
Tees, Säfte, Körperpflege

Dr. Ritter GmbH
Hans-Bunte-Str. 8a, D-79108 Freiburg
Tel.: +49-761-51 570, Fax: +49-761-51 57 157
http://www.tartex.de, E-Mail: info@tartex.de
Vegetarische, Milch- und Eifreie Aufstriche

Drapal Diätetik & Pflanzensäfte
Hackbuchnerweg 1, A-5082 Grödig , Tel.: +43-6246-72425
Sortiment: Pflanzensäfte, Reformwaren

Einkaufsratgeber Nahrungsmittelallergien
Die DAAB-Ratgeber-Reihe
Herausgeber: Deutscher Allergie- und Asthmabund e.V.
(siehe Selbsthilfeverbände)

Fauser Vitaquellwerk
Pinneberger Chaussee 60, D-22523 Hamburg
Tel.: +49-40-57202-0, Fax +49-40-57202-200
http://www.vitaquell.de, E-Mail : info@vitaquell.de
Margarine ohne Milch, ohne Soja, glutenfrei

Feel Good Handel GmbH
Römerstraße 14, A-2514 Traiskirchen
Tel.: +43-2252-55901, Fax: +43-2252-55904
http://www.feelgood.co.at, E-Mail: feelgood@sojarei.at
Sortiment: biologischer Tofu und Tofuprodukte, Seitan, Sojajoghurts, Sojajoghurtdrinks

granoVita
Luener Rennbahn 18, D-21339 Lueneburg
Tel.: +49-4131-98 501, Fax: +49 -4131-18 71 37
http://www.de-vau-ge.de, E-Mail: info@de-vau-ge.de
milchfreie Produkte

Haus der Natur
Fr. Monika Birrenbach, Arberweg 8, D-82538 Geretsried
Tel. & Fax: +49-8171-90 90 19
http://www.haus-der-natur.net, E-Mail: info@haus-der-natur.net

H & H Chocolademanufactur GmbH
Postfach 9, A-1170 Wien, Tel.: +43-7259-32507, Fax: +43-7259-32507-9
http://www.chocolina.com, E-Mail: info@chocolina.com
Schokolade ohne Kuhmilchbestandteile und ohne Nüsse

Heirler Cenovis GmbH
Schützenstraße 24, D-78315 Radolfzell
Tel.: +49-7732-807-1, Fax: +49-7732-807201
http://www.heirler.de, E-Mail: info@heirler-cenovis.de
Schafmilchprodukte, Sojaprodukte

Hammermühle Diät GmbH und Sibylle-Diät
Hauptstraße 181, D-67 489 Kirrweiler
Tel.: +49-6321-9589-0, Fax +49-6321-9589-99
http://www.hammermuehle.de, E-Mail: post@hammermuehle.de
Glutenfreie Produkte, Ei-Ersatz

Klosterfrau GesmbH
Doerenkampgasse 11, A-1105 Wien
Tel.: +43-1-6882161, Fax: +43-1-6882161-27
Sortiment: Allergin

Maistro Gesunde Nahrung
Villacherstraße 338, A-9020 Klagenfurt
Tel.: +43-463-211580, Fax: +43-463-211588
http://www.maistro.at/maistro, E-Mail: shop@maistro.at

Natura-Werk
Neanderstr. 5, D-30156 Hannover-Vahrenwald
Tel.: +49-511-35 89 60, Fax: +49-511-35 89 634
http://www.natura.de, E-Mail: info@natura.de
Sortiment: milch-, ei-, nuss- und selleriefreie Produkte

Naturgarten (Voelkel KG)
Faehrstraße 1, D-29478 Hoehbek
Tel.: +49-5846-9500, Fax: +49-5846-95050
http://www.voelkeljuice.de, E-Mail: info@voelkeljuice.de
Sortiment: Muttersäfte, Reis- und Haferdrinks

Omira Milch
Jahnstraße 10, 88214 Ravensburg
Tel.: +49-751-887-170, Fax +49-751-887-179
http://www.minusl.de, E-Mail: minusl@omira.de
Lactosefreie Milchprodukte

PEMA Vollkorn-Spezialitäten
Heinrich Leupoldt KG
Goethestraße 23, D-95163 Weissenstadt
Tel.: +49-09253-890, Fax: +49-09253-8950
http://www.pema.de, E-Mail: pema@pema.de
Reines Roggenbrot

Phytopharma GesmbH
Trattenbachstraße 20, A-4452 Ternberg
Tel.: +43-7256-8867, Fax: +43-7256-8867-22
http://www.phytopharma.at, E-Mail: info@phytopharma.at

Pure Nature Products
Hauptstraße 41, D-55743 Kirschweiler
Telefon (9-17 Uhr): +49-1805-80 85 85 (12 cent/min)
Fax: +49-800 -58 08 585 (gebührenfrei)
http://www.purenature.de, E-Mail: info@purenature.dc

Rapunzel Naturkost AG
Haldergasse 9, D-87 764 Legau
Tel. (8-12 und 13-17): +49-8330-910-0, Fax: +49-8330-910-188
http://www.rapunzel.de, E-Mail: info@rapunzel.de
Rein vegetarische Suppen, Würzmittel und Brotaufstriche, eifreie und glutenfreie Nudeln, bindemittelfreie Tomatensaucen, Speiseöle und Essig. Allergikerliste anfordern

Richter A. GmbH&Co KG
Gewerbepark Süd 5, A-6330 Kufstein
Tel.: +43-5372-63 764, Fax: +43-5372-63 764 14
http://www.richter-tee.at, E-Mail: info@richter-tee.at
Sortiment: Tees

Sekowa Seibold KG
Basaltstraße 8-10, D-61 197 Florstadt
Tel.: +49-6035-5061, Fax +49-6035-6413
Backfermente

Vitam Hefeprodukt GmbH
Walter-v.-Selve-Straße 3, D-31789 Hameln
Tel.: +49-5151-95 400, Fax: +49-5151-95 40 66
http://www.vitam.de, E-Mail: info@vitam.de

Tabellen

Abbildungen

Literaturverzeichnis

aid e.V.: optimix – Empfehlungen für die Ernährung von Kindern und Jugendlichen. aid-Vertrieb DVG, Birkenmaarstraße 8, D-53340 Meckenheim

Amtsblatt der Europäischen Union http://europa.eu.int/scadplus/leg/de/lvb/l21090.htm (2004)

Aulepp H, Vieths St: Probleme der Nahrungsmitteallergie. Deutsche Lebensmittelrundschau, 88, Heft 6, 1992

Bair H: Nahrungsmittelallergien. Ernährung/Nutrition, Vol.20/9 (1996)

Ballmer-Weber BK, Vieths S, Lüttkopf D, Heuschmann H, Wüthrich B: Celery allergy confirmed by DBPCFC. A clinical study in 32 subjects with a history of adverse reactions to celery root. J Allergy Clin Immunol 106 (2000); 373-378

Baur X, Häberle M, Sauer W, Weiss W: Verborgene Inhalations- und Nahrungsmittelallergene: Leguminosenproteine. Prax Klin Pneumol 42: 701-704

Beck CH: Lebensmittelrecht I/II. C.H.Beck'sche Verlagsbuchhandlung, München

Behr-Völtzer C, Hamm M, Vieluf D, Ring J: Diät bei Nahrungsmittelallergien und -intoleranzen. Urban & Vogel, Medien-und-Medizin-Verlagsgesellschaft mbH & Co KG München (2002), ISBN 3-89935-162-2

Behr-Völtzer C, Hamm M, Vieluf D, Ring J: Diätempfehlungen bei Unverträglichkeiten durch biogene Amine und pseudoallergische Reaktionen. Allergo J Vol 5 (1996); 394-399

Beutling DM, Askar AA, Barolin GS, Bergmann HW, Dross ASCh, Kielwein G, Schlenker GR, Treptow H, Wittkowski R: Biogene Amine in der Ernährung. Springer Verlag Berlin (1996); ISBN 3-540-60398-0

Biesalski HK: Zur Bedeutung von Glutamat in der Ernährung. Ernährungs-Umschau 45 (1998); 244-246

Bodmer S, Imark C, Kneubühl M: Biogenic amines in foods: Histamine and food processing. Inflamm res 48 (1999); 296-300

Breiteneder H: Allergene aus pflanzlichen Lebensmitteln und Meerestieren. In: Österreichische Gesellschaft für Ernährung: Nahrungsmittelallergien und Intoleranzen. Tagungsband (1999), ISBN 3-9501144-0-8

Bresser H: Orale Nickelprovokation und nickelarme Diät, Hautarzt 43 (1992) 610-615

Bruijnzeel-Koomen C, Ortolani C, Aas K, Bindslev-Jensen C, Björkstèn B, Moneret-Vautrin D, Wüthrich B: Advers reactions to food (Position paper). Allergy 50 (1995); 623-635

Buchart K, Buslau M, Frömel W: Vitaminversorgung von Patienten mit pollenassoziierten Nahrungsmittelallergien. Aktuel Ernaehr Med 25 (2000); 103

Buchart K, Frömel W, Buslau M: Allergenkarenzdiäten – bestehen Probleme für die Nährstoffversorgung? Derm 7 (2001); 110-114

Bundesministerium für Gesundheit: Pressemitteilung vom 29. Juni 2000 in: AllergieInfo „Das aktuelle Thema“ in www.allergieinfo.de vom 17.10.2001

Bush RK, Taylor SL, Nordlee JA, Busse WW: Soyabean oil is not allergenic to soy bean-sensitive individuals. J. Allergy Clin. Immunol. 75 (1985); 242-245

Buslau M, Schildhauer M.-Th: Laktoseintoleranz: Häufigkeit und Bedeutung bei Patienten mit Verdacht auf Nahrungsmittelallergie. Allergo J 7 (1998); 388-391

Daul CB, Slattery M, Reese G, Lehrer SB: Identification of the major brown shrimp (Penaeus aztecus) allergen as the muscle protein tropomyosin. Int Arch Allergy Immunol 105 (1994); 49-55

Deutsche Gesellschaft für Ernährung (DGE), ÖGE, SGE und DVE: DACH-Referenzwerte für die Nährstoffzufuhr. Umschau Braus Verlag, Frankfurt a.M. (2000)

Deutsches Lebensmittelbuch: Leitsätze/red. Bearbeitet von Hans Hauser. Köln, Bundesanzeiger (1999)

Ehlers I, Binder C, Constien A, Jeß S, Plank-Habibi S, Schocker F, Schwandt C, Werning A: Arbeitskreis „Diätetik in der Allergologie“: Lebensmi ttelauswahl bei Pseudoallergie. Allergologie 23 (2000/1); 551-553

Ehlers I, Binder C, Constien A, Jeß S, Plank-Habibi S, Schocker F, Schwandt C, Werning A: Arbeitskreis „Diätetik in der Allergologie“: Nickelarme Kost, Allergologie 23 (2000/2); 554-555

Ehlers I, Binder C, Constien A, Jeß S, Plank-Habibi S, Schocker F, Schwandt C, Werning A: Eliminationsdiäten bei Nahrungsmittelallergie und anderen Unverträglichkeitsreaktionen aus der Sicht des Arbeitskreises Diätetik in der Allergologie. Allergologie 23 (2000/3); 512-516

Eisenbrand G, Aulepp H, Dayan AD, Elias PSt, Grunow W, Ring J, Schlatter J: Food allergies and intolerances: Symposium/Deutsche Forschungsgemeinschaft, VCH VerlagsgesmbH, Weinheim (1996)

Erdmann S, von Wahl PG, Hertl M, Merk HF: Das Latex-Obst-Syndrom. Allergologie 23 (2000); 29-34

Fenster C: Special Diet Celebrations. No Wheat, Gluten, Dairy, or Eggs. 1999, ISBN 1-889374-06-7

Forschnungsinstitut für Kinderernährung (Hrsg): Empfehlungen für die Ernährung von allergiegefährdeten Säuglingen. Herausgeber FKE Broschürenvertrieb.

Häberle M: Nickelallergie – Indikation und Durchführung einer nickelarmen Diät. Ernährungs-Umschau 34 (1987a); 48-52

Häberle M.: Zur Problematik diätetischer Empfehlungen bei Lebensmittelunverträglichkeiten – lebensmittelchemische und klinisch-praktische Aspekte bei peroraler Nickelsensibilisierung. Zbl Haut 153 (1987b); 1-9

Heese A, Lacher U, Koch HU, Kubosch J, Ghane Y, Peters KP: Aktuelles zum Thema Latex-Allergie. Hautarzt 47 (1996); 817-824

Hermann-Kunz E: Häufigkeit allergischer Krankheiten in Ost- und Westdeutschland. Gesundheitswesen 61 (1999); 100-105

Hourihane JBO, Kilburn S, Nordlee J: An evaluation of the sensitivity of subjects with peanut allergy to very low doses of peanut protein: A randomized, duoble-blind placebo-controlled food challenge study. J Allergy Clin Immunol 100 (1997); 596-600

Jäger L, Wüthrich B: Nahrungsmittelallergien und -intoleranzen: Immunologie, Diagnostik, Therapie, Prophylaxe. G. Fischer Verlag Ulm, (2002), 2. Aufl.

Jarisch R: Histamin-Intoleranz. Thieme (1999)

Jarisch R: persönliche Mitteilung (2002)

Kasper H: Ernährungsmedizin und Diätetik. Urban und Schwarzenberg (1996)

Knezevic G: Schwermetalle in Lebensmitteln. 4. Mitteilung: Über den Gehalt von Nickel in Rohkakao und in Kakao-Halb- und Fertigprodukten. Dt. LM-Rundschau 81 (1985); 362-364

Koebnick C, Wagner I, Ising K, Stern U: Die Wirkung eines probiotischen Getränks auf gastrointestinale Symptome und das Befinden von Patienten mit chronischer Obstipation. Ernährungs-Umschau 48 (2001) 392-396

Körner U: Die Nickelallergie – eine Kontaktallergie mit peroraler Auslösbarkeit. Diplomarbeit an der Universität Bonn (1988)

Körner U, Häberle M: Freisetzung von Nickel aus Edelstahlkochtöpfen – ein Risiko für Nickelallergiker? Allergologie 14 (1991) 144-148

Körner U, Lämmel S, Lauter H: Nickel im Essen. Deutscher Allergie- und Asthmabund e.V.(Hrsg.), Allergie konkret 4 (2001); 23-27

Kreft D, Bauer R, Goerlich R: Nahrungsmittelallergene. Charakteristika und Wirkungsweisen. De Gruyter (1995)

Ledochowski M, Widner B, Fuchs D: Fruktosemalabsorption. J. Ernährungsmed 3 (2000); 10-14
Lassner-Stur M: Histaminfrei Kochen, Gut Essen, Besser Leben. Gugler print & media, melk 2002; www.histaminfrei.com
Leitzmann C, Million H: Vollwertküche für Genießer. Falken Verlag (1996)
Lorenz AR: Versteckte Allergene in Lebensmitteln – noch immer ein Problem. Bundesgesundheitsblatt 44 (2001); 666-675
Müller W: Das Berufsekzem. Acron-Verlag, Berlin (1980)
Porras O, Carlsson B, Fällström SP, Hanson LA: Detection of soy protein in soy lecithin, margarine and occasionally soy oil. Int. Arch. Allergy Appl. Immunol. 78 (1985); 30-32
Polenski W: Bundeslebensmittelschlüssel 2.2
Ring J: Angewandte Allergologie. MMV Medizin Verlag, Wiesbaden (1988); ISBN 3-8208-1096-X
Ring J, Wenning J: Weißbuch Allergie in Deutschland 2000. Urban und Vogel, München (2000); ISBN 3860941283
Sampson HA, Mendelson L, Rosen JP: Fatal and near fatal anaphylactic reactions to food in children and adolescents. N Engl J Med (1992); 380-4
Sampson HA: Food allergy. Part 1: Immunopathogenesis and clinical disorders. J Allergy Clin Immunol 103 (1999); 717-728
Sampson HA: Food allergy. Part 2: Diagnosis and management. J Allergy Clin Immunol 103 (1999); 981-989
Scherz H: Nickel in Lebensmitteln. aid-Verbraucherdienst 42 (1997); 137-140
Souci SW, Fachmann W, Kraut H: Die Zusammensetzung der Lebensmittel. Nährwert-Tabellen. G.revidierte und ergänzte Auflage medpharm Scientific Publishers, Stuttgart (2000)
Thiel C, Ilies A: Kochen & Backen bei Nahrungsmittelallergien. Falken Verlag (1995)
This-Benckhard H: Rätsel der Kochkunst. Springer Verlag (1996)
Veien NK, Mennè T: Nickel Contact Allergy and a Nickel-Restricted Diet. Seminars in Dermatology, Vol 9, No 3 (1990); 197-205
Vieluf I: Soja-Allergie. Hautfreund 3 (2001); 12-18
Vieths St, Fischer K, Dehne LI, Bögl KW: Allergenes Potential von verarbeiteten Lebensmitteln. Teil 1 und 2, Ernährungs-Umschau 41 (1994), Heft 4 und 5
Vieths St, Fischer K, Dehne LI, Aulepp H, Wollenberg H, Bögl KW: Versteckte Allergene in Lebensmitteln. Bundesgesundheitsblatt 2/94
Wajda P, Walczyk D: Über den ursprünglichen Gehalt des Schwarztees an Nickel, Kobalt, Eisen, Zink und Chrom und die Verteilung der Metall-

ionen zwischen dem bereiteten Teegetränk und den extrahierten Blatt-rückständen. Z. Lebensm. Untersuch. Forsch. 166 (1978); 339-343

Wantke F, Götz M, Jarisch R: Die histaminfreie Diät. Hautarzt 44 (1993); 512-516

Watzl B, Leitzmann C: Bioaktive Substanzen in Lebensmitteln. Hippokrates (1995)

Wüthrich B, Schmid-Grendelmeier P: Nahrungsmittelallergien. Internist 36 (1995); 1052-1062

Wüthrich B: Nahrungsmittel und Allergie. Dustri Verlag (1996)

Zuberbier T, Pfrommer Ch, Specht K, Vieths St, Bastl-Borrmann R, Worm M, Henz BM: Aromatic components of foods as novel eliciting factors of pseudoallergic reactions in chronic urticaria. J Allergy Clin Immunol 109 (2002); 343-348

Zuberbier T, Czarnetzki BM: Nahrungsmittelunverträglichkeit (II). Hautarzt 44 (1993); 57-62

Stichwortverzeichnis

Die Autorinnen

Mag. Karin Buchart, Ernährungswissenschafterin
Nach dem Studium der Ernährungswissenschaften an der Universität Wien arbeitete Karin Buchart zunächst mit Leistungssportlern. Von 1994-2004 leitete sie die Diät- und Lehrküche der Sanitas Alpenklinik Inzell, einer Fach- und Akutklinik für Allergie-, Haut- und Atemwegserkrankungen. Jetzt arbeitet Buchart in ihrer Firma „essimpuls" selbständig.

Dipl.DA Christiane Binder, Diätassistentin
Christiane Binder leitete den Diätküchenbereich des ehemaligen Universitätsklinikums Berlin-Charlottenburg, wo sie 1989 Lehrkraft für Ernährung und Diätetik an der Diätschule wurde. Seit 1991 arbeitet Binder in der Kinderabteilung der Zentralklinik Emil von Behring in Berlin, wo sie viel Erfahrung in der Allergieprävention gewinnen konnte.

Dipl.oec.troph. Ute Körner, Oecotrophologin
Ute Körner arbeitet seit Abschluss des Studiums der Ernährungswissenschaft 1988 (Univ. Bonn 1988, Diplomarbeit über Nickelallergie) als Ernährungsberaterin, Fachdozentin sowie Fachautorin schwerpunktmäßig auf dem Gebiet der Lebensmittelallergien. Sie ist Mitglied im Aktionsbündnis Allergieprävention (abap) und in der Arbeitsgruppe „Diätetik in der Allergologie" der Deutschen Gesellschaft für Ernährung (DGE).

Dr. Imke Reese, Oecotrophologin
Nach dem Studium der Oecotrophologie in Kiel und Cork (Irland) arbeitete Imke Reese in der Klinik für Dermatologie, Venerologie und Allergologie des Universitätsklinikums Charité der Humboldt Universität in Berlin und promovierte 2000. In dieser Zeit entstanden zahlreiche Publikationen über Nahrungsmittelallergien und -pseudoallergien. Seit 2001 arbeitet sie als freiberufliche Ernährungsberaterin mit dem Schwerpunkt Allergologie in München.

Dipl.oec.troph. Claudia Thienel, Oecotrophologin
Claudia Thienel ist selbstständige Ernährungsberaterin von Einzelpersonen und Gruppen, Fach- und Kochbuchautorin, Dozentin und Referentin. Ihre Schwerpunkte liegen in den Bereichen Adipositas, Untergewicht, Neurodermitis und Nahrungsmittelallergien. Seit 2001 ist Thienel in einer Gemeinschaftspraxis für Ernährungsberatung in Bonn tätig.